Recommendation of moxibustion

뜸의 권유

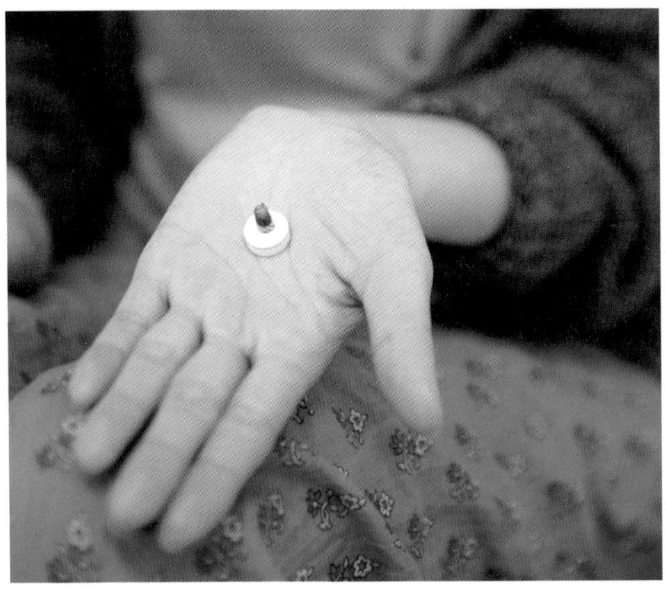

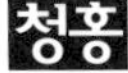

뜸의 장점

뜸은
집에서 누구나 쉽게 할 수 있는 자연요법입니다.

뜸은 예로부터 스스로 쉽게 할 수 있는 자가 치유요법으로 천 년 넘게 사람들에게 많은 사랑을 받아온 자연요법입니다.
'뜨겁다, 자국이 남는다'와 같은 뜸에 대한 이미지는 과거의 이야기입니다.

지금은 여러 종류의 뜸들이 개발되어 있어 적당히 뜨겁고 자국이 전혀 남지 않으므로 누구나 안전하게 뜸을 즐길 수 있게 되었습니다. '뜸' 하면 왠지 겁부터 난다는 사람도 이 책을 읽고 뜸의 여러 장점을 직접 체험했으면 좋겠습니다.

1

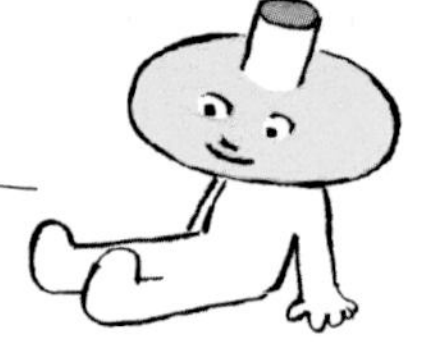

집에서 편하게 셀프케어

혼자서 쉽게 할 수 있다는 것이 뜸의 큰 장점입니다. 일상생활에서 언제 어디서든지 할 수 있으므로 별 어려움 없이 지속할 수 있습니다.

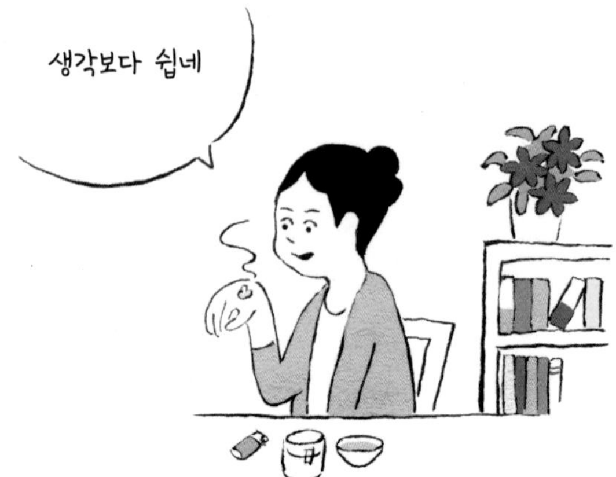

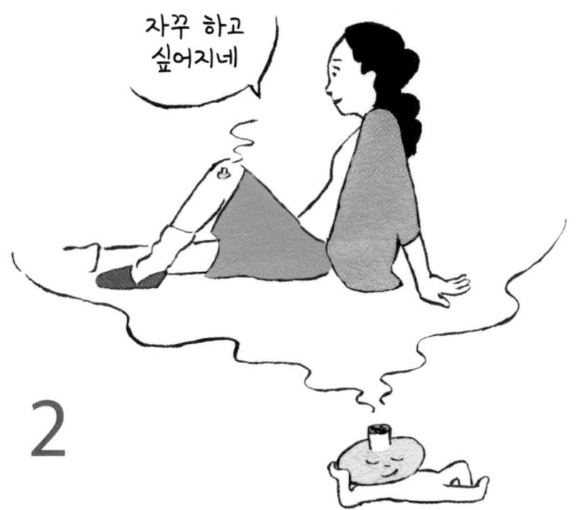
자꾸 하고
싶어지네

2

뜸으로 편안하게 이완하기

향긋한 쑥 냄새와 몸으로 스며드는 온기는 마음속까지 이완시킵니다. 이렇듯 뜸은 몸뿐만 아니라 마음까지도 치유합니다.

3

자기 몸에 민감해진다

뜸을 계속 뜨다 보면 하루하루 자신의 몸을 살피게 됩니다. 그러면 몸의 사소한 변화와 난조에도 민감하게 대응할 수 있습니다.

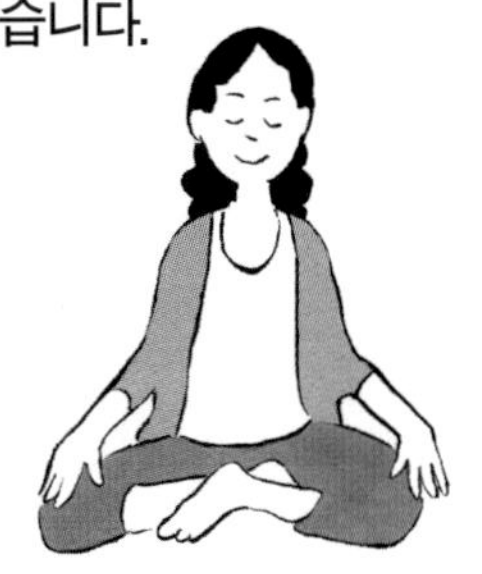

4

서서히, 확실하게 체질이 개선

뜸의 효과는 서서히 나타나는 것이 특징입니다. 서서히 완만하게 건강을 회복시킵니다.

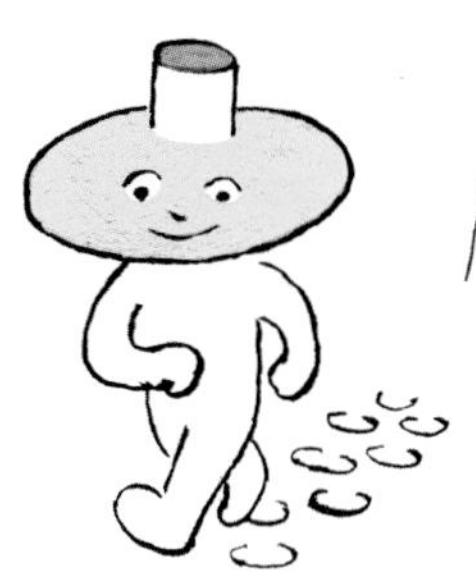

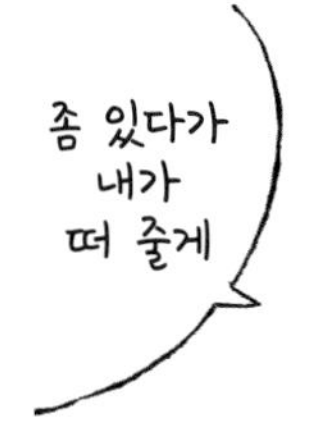
좀 있다가
내가
떠 줄게

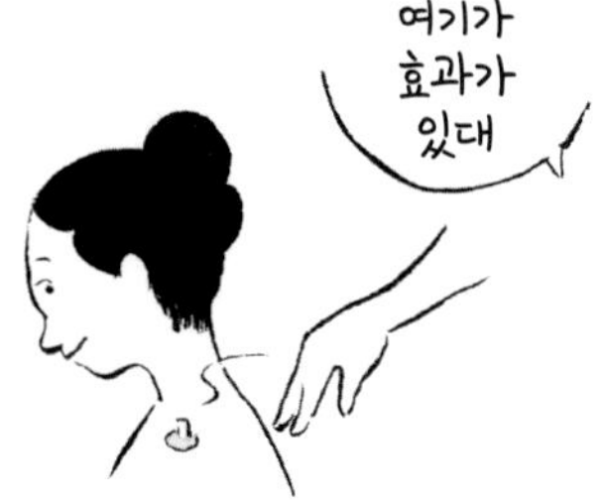
여기가
효과가
있대

5

뜸으로 의사소통을

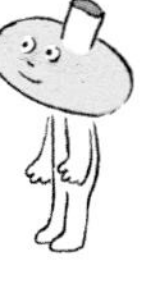

가족이나 친구에게 뜸을 떠보는 건 어떨까요. 자기 몸뿐만 아니라 소중한 사람의 건강까지 살피고 관리해 줄 수 있습니다.

차례

제1장 뜸의 기초 지식

제2장 뜸을 시작해 보자

제3장 뜸이 잘 듣는 혈자리

증상별 뜸의 혈자리 〖사소한 불편 증상들〗

증상별 뜸의 혈자리 〖정신〗

증상별 뜸의 혈자리 〖여성의 질환〗

증상별 뜸의 혈자리 〖미용 · 기초체력향상〗

interview 뜸과 함께 하는 생활

칼럼

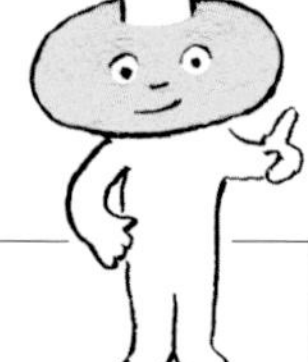

뜸을 뜰 때의 주의사항

- ★뜸을 뜨기 직전 또는 직후에는 전신의 혈액순환을 촉진하는 목욕이나 식사, 음주 등을 삼가야 합니다.
- ★열이 나는 사람, 자기 스스로 뜸을 제거할 수 없는 사람, 유아에게는 실시하지 마시기 바랍니다.
- ★발진과 발적, 가려움 등 피부에 알레르기 증상이 있는 사람은 하지 마시기 바랍니다.
- ★임신 중인 사람, 당뇨병 또는 신경 장애 등으로 감각에 문제가 있는 사람, 혈액순환 장애가 있는 사람, 질병으로 병원 치료 중인 사람은 뜸을 뜨기 전에 전문가에게 상담하기 바랍니다.
- ★얼굴, 점막, 습진, 환부나 상처, 음부에는 절대로 사용하지 마시기 바랍니다.
- ★뜸을 뜨는 방법은 상품에 따라 다르므로 자세히 설명서를 읽고 사용하기 바랍니다.
- ★뜸은 어린이의 손이나 직사광선이 닿지 않는 곳에 보관하기 바랍니다.
- ★과도한 열기 또는 피부 이상을 느끼면 즉시 제거하기 바랍니다.
- ★저온화상을 입을 수 있으므로 뜸을 뜨기 전에 피부 상태에 문제가 없는지 충분히 관찰하기 바랍니다.
- ★뜸은 자연요법이므로 증상이 심하여 개선이 없거나 뜸을 뜨는 도중이나 후에 이상이 느껴지면 즉시 뜸을 제거하고 전문가에게 상담하기 바랍니다.

제 1 장

뜸의 기초 지식

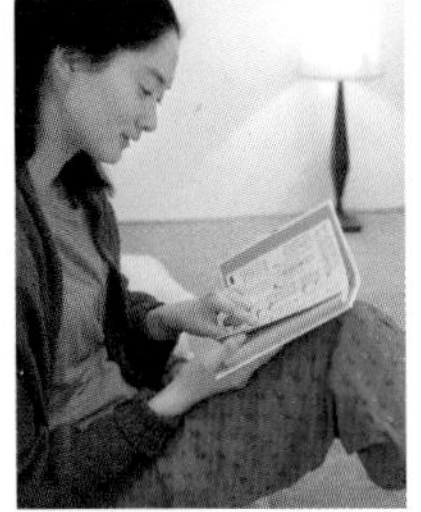

뜸의 기초 지식 ①

뜸이 몸에 좋은 이유

시간을 들여서 혈자리를 확실하게 자극

왠지 어깨가 결린다, 몸이 무겁다… 평소에 이러한 '몸의 사소한 불편함'을 느끼는 사람들이 많습니다.

우리 몸은 수분으로 채워져 있으므로 쉽게 냉해집니다. 물은 물질을 적시기도 하지만 동시에 차갑게 만드는 습성도 있습니다. 몸이 냉해지면 혈액순환이 나빠집니다. 게다가 일상생활에서의 틀어진 몸이나 나쁜 자세, 피로 등이 쌓이게 되면 여러 가지 불쾌한 증상들이 나타납니다.

이러한 몸의 문제들을 한의학에서는 '혈자리'를 자극하여 치료합니다. 혈자리는 몸에 있는 '경락'으로 연결되어 있는데, 몸의 이상은 혈자리의 통증이나 파임(움푹 들어감), 그늘 등의 이상으로 나타납니다. 한의학에서는 혈자리를 자극하여 직접 몸의 이상을 치료합니다.

침이나 지압 등 혈자리를 자극하는 방법은 많습니다.

뜸은 '열'을 사용하여 혈자리를 자극하는 치료법이며 혈자리에 열을 가하여 혈액순환을 원활하게 합니다. 뜸에 사용되는 쑥의 열은 유분과 수분을 함유한 '습열'로 몸안에 깊숙이 은은하게 퍼지는 좋은 열기입니다. 이 열기로 천천히 확실하게 혈자리를 데우면 차가워진 몸의 여러 부분으로 열이 전달됩니다.

오랫동안 꾸준하게 뜸을 뜨면 몸이 점차 쉽게 냉해지지 않는 체질로 바뀝니다. 몸이 따뜻해지면 면역력과 신진대사가 좋아집니다. 이렇듯 뜸은 몸의 여러 기능을 좋게 만드는 자연요법입니다.

뜸은 우리 체질에 알맞기 때문

예로부터 뜸이 활발하게 시술되었습니다. 뜸은 본래 중국으로부터 전해진 것입니다. 그 양상은 기후 풍토와 문화에 맞도록 몇천 년의 세월을 거쳐 '우리식'으로 개량되고 진화되었습니다.

예로부터 고온다습한 풍토에서 물로 쌀밥을 짓고 이를 주식으로 된장국과 생선 등 수분이 다량 함유된 반찬을 곁들인 식단으로 식사를 해왔습니다. 이렇듯 몸은 바깥에 습기가 많고 몸안에 수분이 많은 상태입니다. 따라서 쉽게 냉해지는 체질이 될 수밖에 없습니다.

이러한 자연환경과 체질에 안성맞춤인 것이 바로 작은 자극으로도 몸을 은근하게 데우는 뜸입니다. 한군데에 열기를 가하여 효율적으로 온몸에 열을 순환시켜 몸안에서부터 증상을 개선합니다.

뜸이 오래도록 사랑을 받아온 이유는 그만큼 효과가 확실하기 때문입니다. 그리고 무엇보다 우리 체질에 알맞기 때문입니다. 이토록 장점이 많은 뜸을 활용하지 않는다는 것은 정말 아까운 일이 아닐 수 없습니다.

경락과 혈자리

한의학에서는 '기(氣)·혈(血)·수(水)'가 체내를 순환하는 것으로 보고 있습니다. 이 기·혈·수의 통로가 바로 온몸에 퍼져 있는 '경락'입니다. 경락은 눈에 보이는 기관과 다르게 뼈와 신경, 근육과 내장의 '사이'를 순환합니다.

여기서 '혈자리'를 이해하기 쉽도록 1개의 호스를 떠올려보기 바랍니다. 호스로 물을 뿌리다 보면 가끔 물의 흐름이 막혀 수압이 약해질 때가 있습니다. 바로 호스가 꼬이거나 엉키면 그렇습니다. 우리의 몸도 이와 같아서 일상의 여러 동작과 자세를 반복하는 가운데 어느새 몸이 틀어져 호스 안쪽, 즉 경락을 흐르는 기·혈·수가 막히게 됩니다. 하지만 꼬인 호스를 풀어주면 다시 흐름이 원활해집니다.

혈자리는 틀어진 몸을 효율적으로 풀어서 기·혈·수의 흐름을 개선하는 지점입니다. 몸의 통증은 기·혈·수의 순환 균형이 무너질 때 생깁니다. 혈자리가 몸에 나타난다는 것은 몸에 틀어짐이 있다는 뜻입니다. 즉 혈자리는 증상 유무를 판별하는 '판별 지점'이자 틀어짐을 풀어서 증상을 완화하는 '치료 지점'입니다.

혈자리에 뜸을 뜨면 틀어짐이 풀리면서 몸이 회복되는 방향으로 움직이기 시작합니다. 이 변화를 실제로 느끼면서 조금씩 체질을 개선해 나가다 보면 한층 더 건강해 진 나 자신을 발견할 수 있을 것입니다.

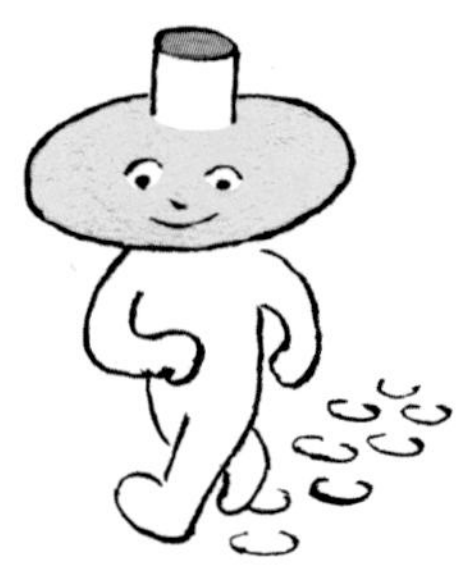

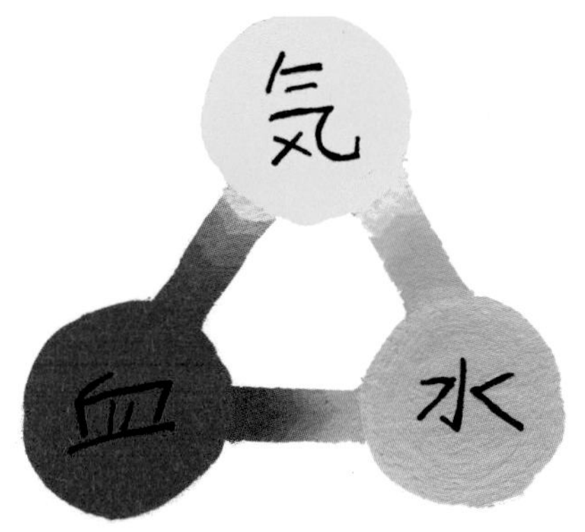

기(氣) = 원기와 기력 등 생명 활동의 원동력이 됩니다. 신체에 열을 전달합니다.

혈(血) = 전신에 산소와 영양, 에너지를 운반하는 혈액입니다.

수(水) = 타액과 땀, 장기와 피부, 점막을 적시는 몸의 수분입니다.

'기·혈·수'의 균형이 중요함

이 세 가지는 서로 다른 기능을 가지며 어느 하나 흐름이 막혀도 전체에 영향을 미치므로 한의학에서는 '삼위일체'로 여깁니다.

경락 안에 정체가 생김

'기·혈·수'의 흐름이 나빠지면서 정체(막힘)가 생긴 상태입니다. 몸에 각종 이상이 생기는 원인이 됩니다.

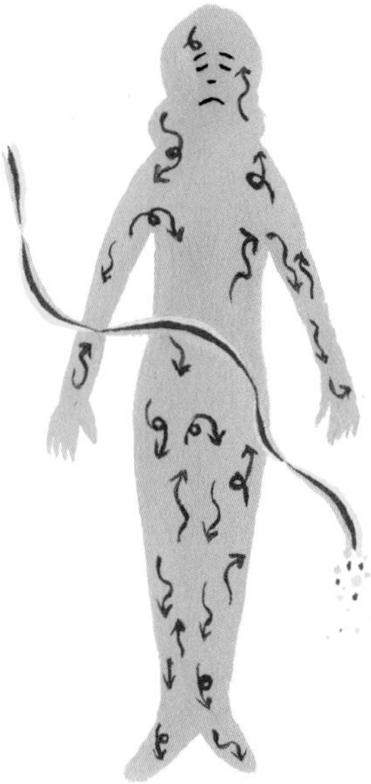

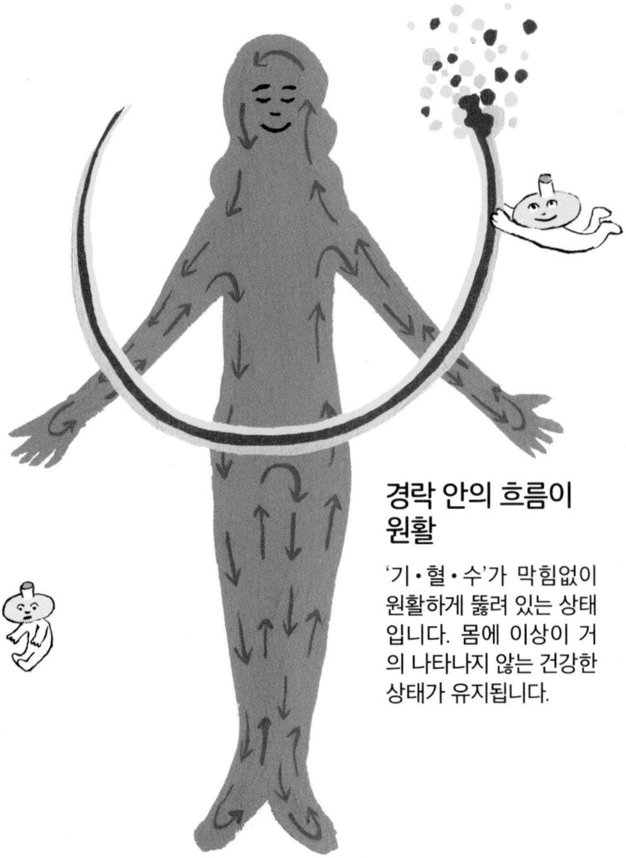

경락 안의 흐름이 원활

'기·혈·수'가 막힘없이 원활하게 뚫려 있는 상태입니다. 몸에 이상이 거의 나타나지 않는 건강한 상태가 유지됩니다.

뜸의 기초 지식 ②

'약쑥'에 대해 알아보기

예로부터 많은 사랑을 받아온 만능 약초 약쑥

뜸은 약쑥에다가 불을 붙여 뜹니다. 약쑥의 원료는 우리에게도 친숙한 식물인 '쑥'입니다. 쑥은 '먹어도 좋고, 달여 마셔도 좋고, 발라도 좋은' 식물로 예로부터 다방면으로 활용되어 왔습니다.

식용으로는 물론, 강한 향내로 제사 때 창포와 더불어 사기를 내쫓는 목적으로 사용되었습니다.

정유 성분인 치네올(cineole)이 함유되어 있어 욕조에 띄우면 몸속까지 따뜻하게 만들어 주므로 아로마로도 즐길 수 있습니다. 게다가 쑥에 함유된 약효 성분은 지혈과 방충의 효과 외에도 피부를 정돈하는 미용 효과까지 있는 것으로 알려져 있습니다.

쑥을 약쑥으로 가공하면 연소 온도와 속도가 뜸으로 사용하기에 가장 알맞게 됩니다. 습열 효과로 한층 더 깊이 열을 전달할 수 있는 점도 약쑥을 뜸에 이용하는 큰 이유입니다.

쑥은 어디서나 쉽게 찾아볼 수 있는 더위와 추위에 강한 풀입니다. 누구나 손쉽게 얻을 수 있고 건강에도 유익하므로 여러 풍습 가운데 이용되어 왔습니다. 여러분도 쑥의 효능을 뜸으로 직접 체험해 보시기 바랍니다.

쑥이 쑥뜸으로 바뀌는 과정

1 채취

6~7월에 쑥뜸 원료인 쑥을 채취합니다.
쑥은 들판에 널리 자생합니다.

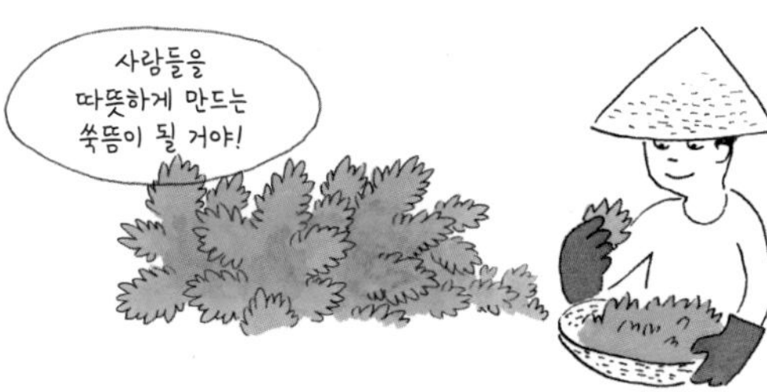

2 천일(天日) 건조

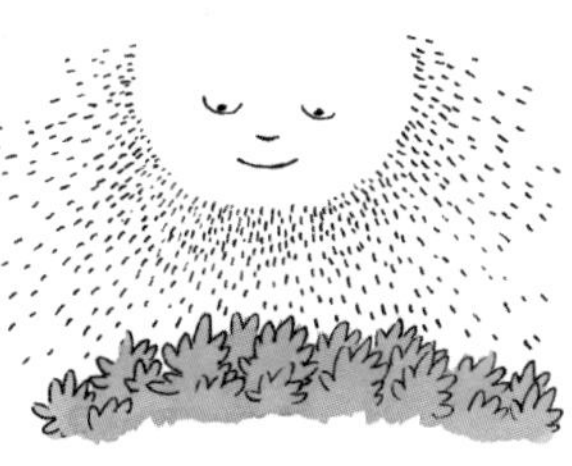

채취한 쑥을 2~4일간 햇빛에 말린 다음 그늘에서 건조합니다.

3 화력(火力) 건조

그늘에서 말린 쑥을 4~6시간 80~100℃로 화력 건조합니다.

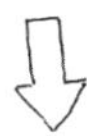

4 분쇄

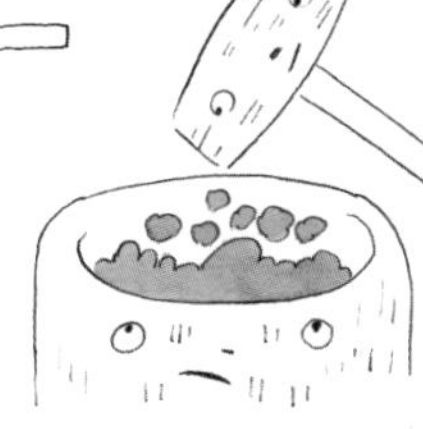

완전히 말린 쑥을 분쇄기로 분쇄합니다.

5 맷돌질

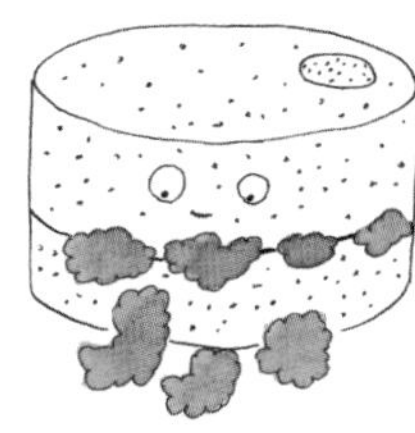

분쇄한 쑥을 맷돌질로 3단계로 나누어 서서히 잘게 부숩니다.

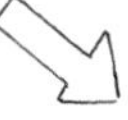

6 분리, 선별

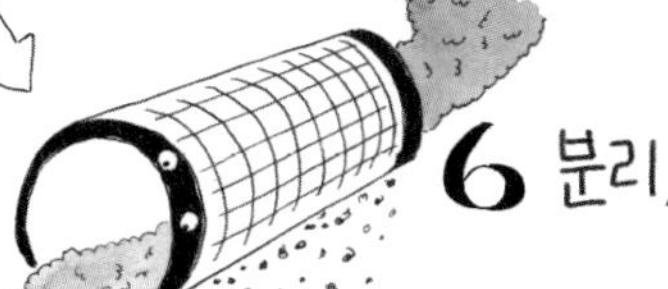

원통분리 기계로 엽육, 엽맥과 같은 불순물과 유모(柔毛)를 걸러냅니다. 그 후 풀무에 걸어 미세한 불순물을 날리면 양질의 '약쑥'이 완성됩니다.

완성

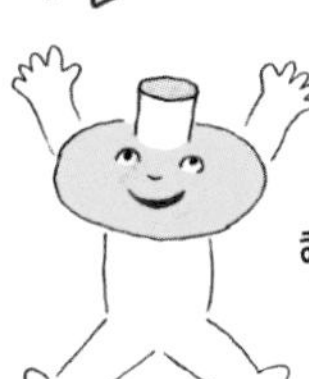

이렇게 완성된 약쑥은 '직접구'에 사용할 수 있으며, 한지로 둘러 종이 받침[臺座]에 올리면 '대좌구'가 됩니다.

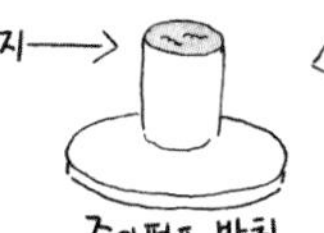

뜸의 기초 지식 ③

다양한 종류의 뜸

온도와 목적, 취향에 따라 고르는 재미가 있습니다

'뜸'이라고 하면 피부에 직접 쑥뜸(약쑥)을 올려 불을 붙이는 '직접구'를 떠올리는 경우가 많습니다. 게다가 뜸은 한의원에서만 뜰 수 있는 것으로 생각하는 사람도 있을 것입니다. 그러나 최근에는 다양한 뜸 관련 제품이 개발되면서 누구나 집에서 쉽고 안전하게 실시할 수 있게 되었습니다.

뜸을 뜨는 방법은 매우 다양합니다. 초보자는 불붙인 쑥뜸이 피부에 직접 닿

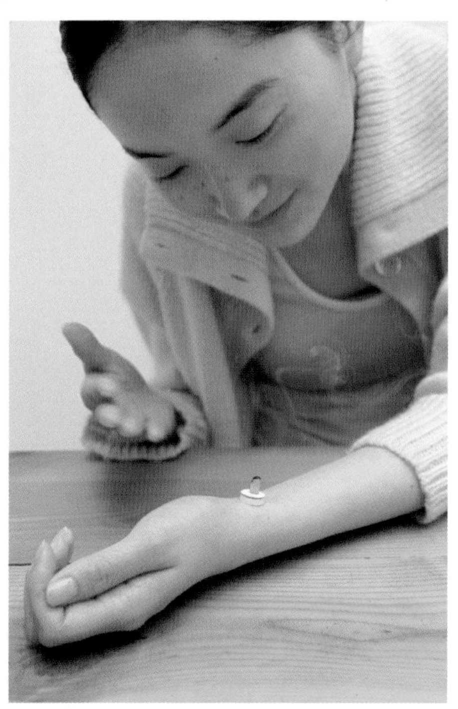

'대좌구(臺座灸)

뜸 초보자에게 추천

쑥뜸과 피부 사이에 '대좌'를 놓는 뜸입니다. 대좌에 붙은 스티커를 떼어내어 혈자리에 고정시켜 사용합니다. 손끝에 딱 올려놓기 좋은 앙증맞은 크기로 취향에 맞게 체감 온도와 향을 고를 수 있으므로 초보자에게 좋습니다.

지 않는 '대좌구'부터 시작하는 것이 좋습니다. 그러다 뜸에 점차 익숙해지면 다양한 뜸을 시도해보고 싶은 마음이 들 것입니다. 이렇게 여러 종류의 뜸들을 경험하다 보면 "오늘은 5분간 대좌구를 떠야겠다" "한가하니까 오늘은 온구를 떠볼까?"와 같이 생활 속에서 뜸을 즐기게 됩니다.

그밖에도 향기를 중시한 뜸, 무연 뜸, 불을 사용하지 않는 뜸, 체감 온도를 선택할 수 있는 뜸 등 초보자도 안심하고 자신의 상황에 맞게 뜸을 고를 수 있습니다.

무엇보다 뜸은 내가 직접 뜰 수 있다는 점이 큰 매력입니다. 편안한 마음으로 즐기다 보면 나에게 꼭 맞는 '인생 뜸'을 만나게 될 것입니다.

온구(溫灸)

뜸을 올려놓지 못하는 위치도 가능

약쑥을 온구기에 넣고 온구기에서 발생하는 열을 혈자리에 갖다 대면서 혈자리를 데웁니다. 온구기와 피부 사이의 거리로 온도를 조절할 수 있습니다. 연소 부위가 뚜껑으로 덮여 있으므로 뜸을 올릴 수 없는 곳에도 뜸을 뜰 수 있습니다. 사진은 봉구를 넣고 사용하는 타입입니다.

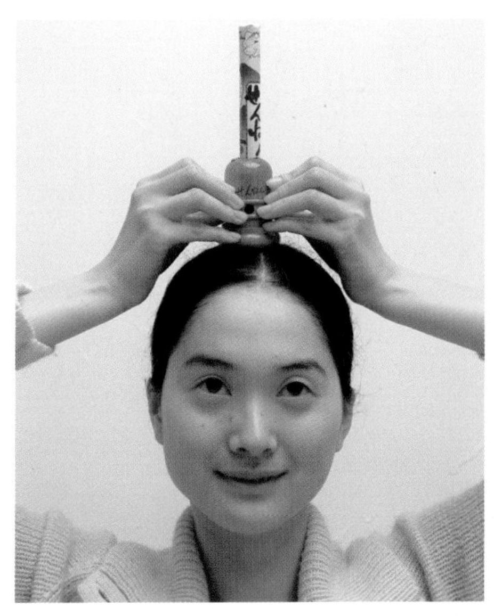

봉구(棒灸)

화상 위험이 적고 흔적이 남지 않는다

불을 붙인 봉구를 혈자리에 갖다 대어 데우는 타입입니다. 봉구는 몸과 뜸의 거리를 직접 조절할 수 있다는 장점이 있습니다. 화상 위험이 적고 흔적이 남지 않는 것도 큰 장점입니다. 넓은 부위를 덥히는 은근한 화력이 몸을 이완하는 데 매우 좋습니다.

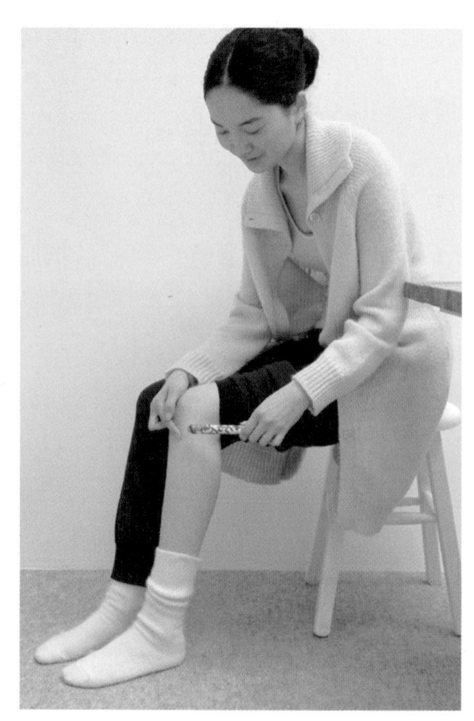

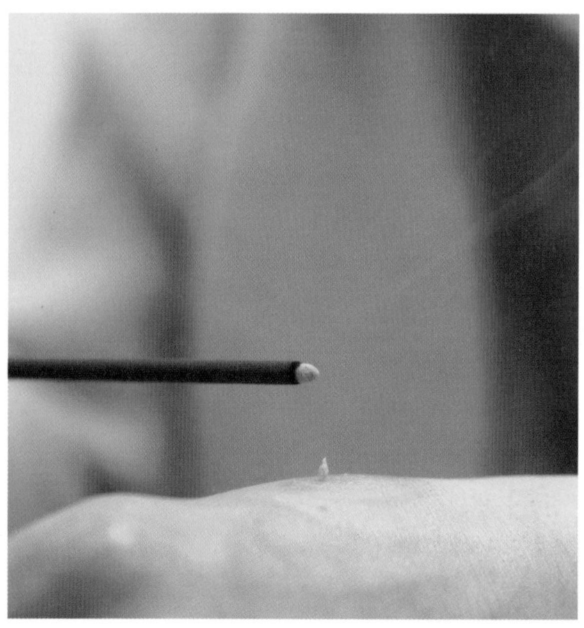

점구(點灸)

뜸의 원형을 알 수 있는 본격적인 뜸

'직접구'라 불리는 전통적인 방식입니다. 쑥뜸을 피부에 직접 올려놓고 향으로 불을 붙입니다. 쑥뜸은 일반적으로 깨알에서 쌀알 정도의 크기로 빚습니다. 화상을 입기 쉬우므로 초보자는 한의사와 상담하는 것이 좋습니다.

제 2 장

뜸을
시작해 보자

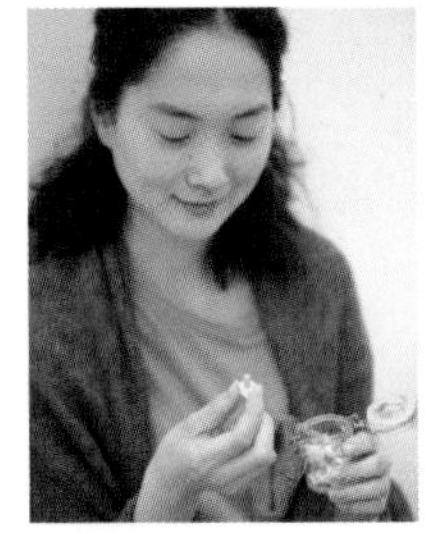

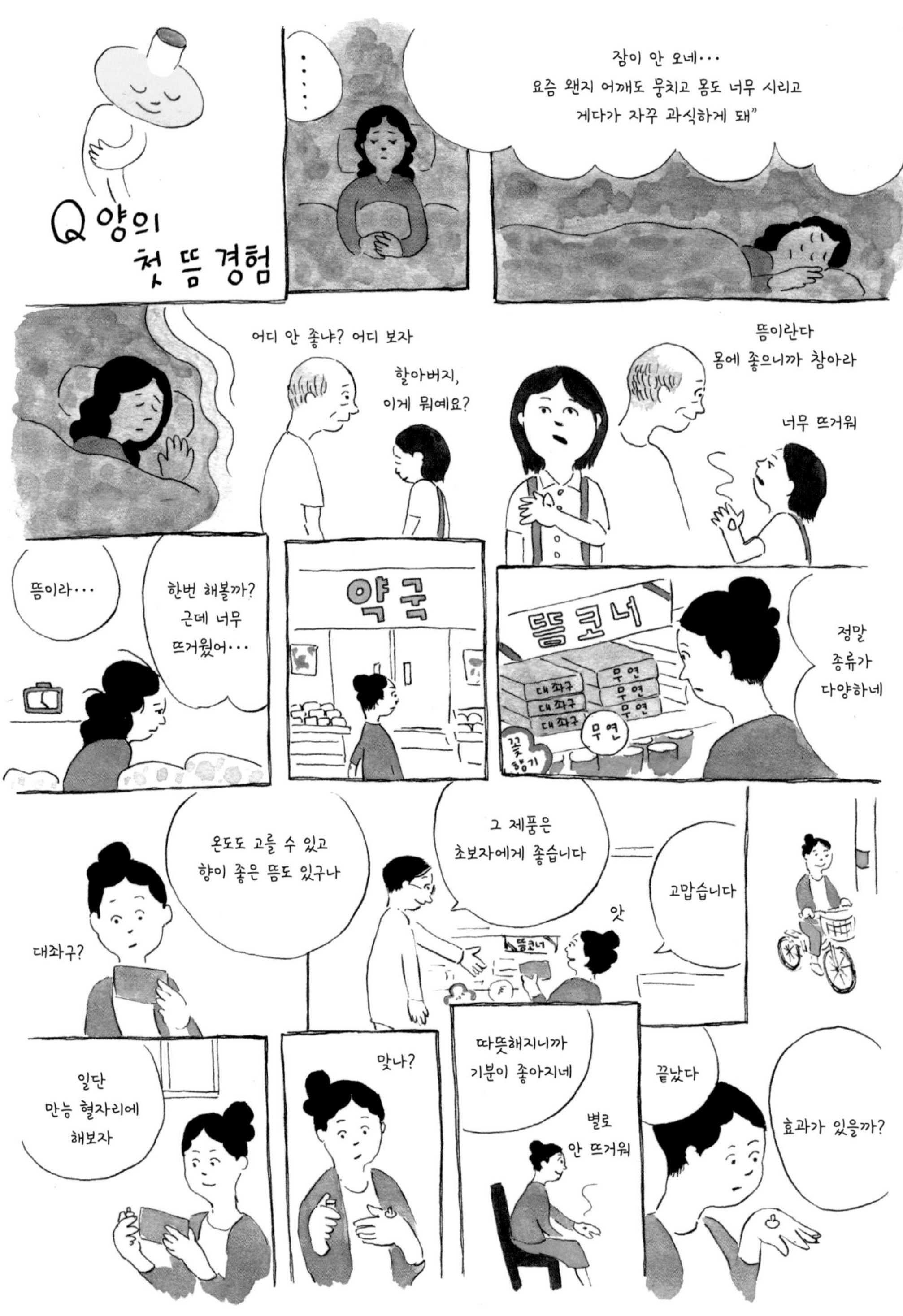
Q양의 첫 뜸 경험
······
잠이 안 오네···
요즘 왠지 어깨도 뭉치고 몸도 너무 시리고
게다가 자꾸 과식하게 돼"
어디 안 좋냐? 어디 보자
할아버지,
이게 뭐예요?
뜸이란다
몸에 좋으니까 참아라
너무 뜨거워
뜸이라···
한번 해볼까?
근데 너무
뜨거웠어···
약국
뜸코너
대좌구
무연
꽃향기
정말
종류가
다양하네
대좌구?
온도도 고를 수 있고
향이 좋은 뜸도 있구나
그 제품은
초보자에게 좋습니다
앗
고맙습니다
일단
만능 혈자리에
해보자
맞나?
따뜻해지니까
기분이 좋아지네
별로
안 뜨거워
끝났다
효과가 있을까?

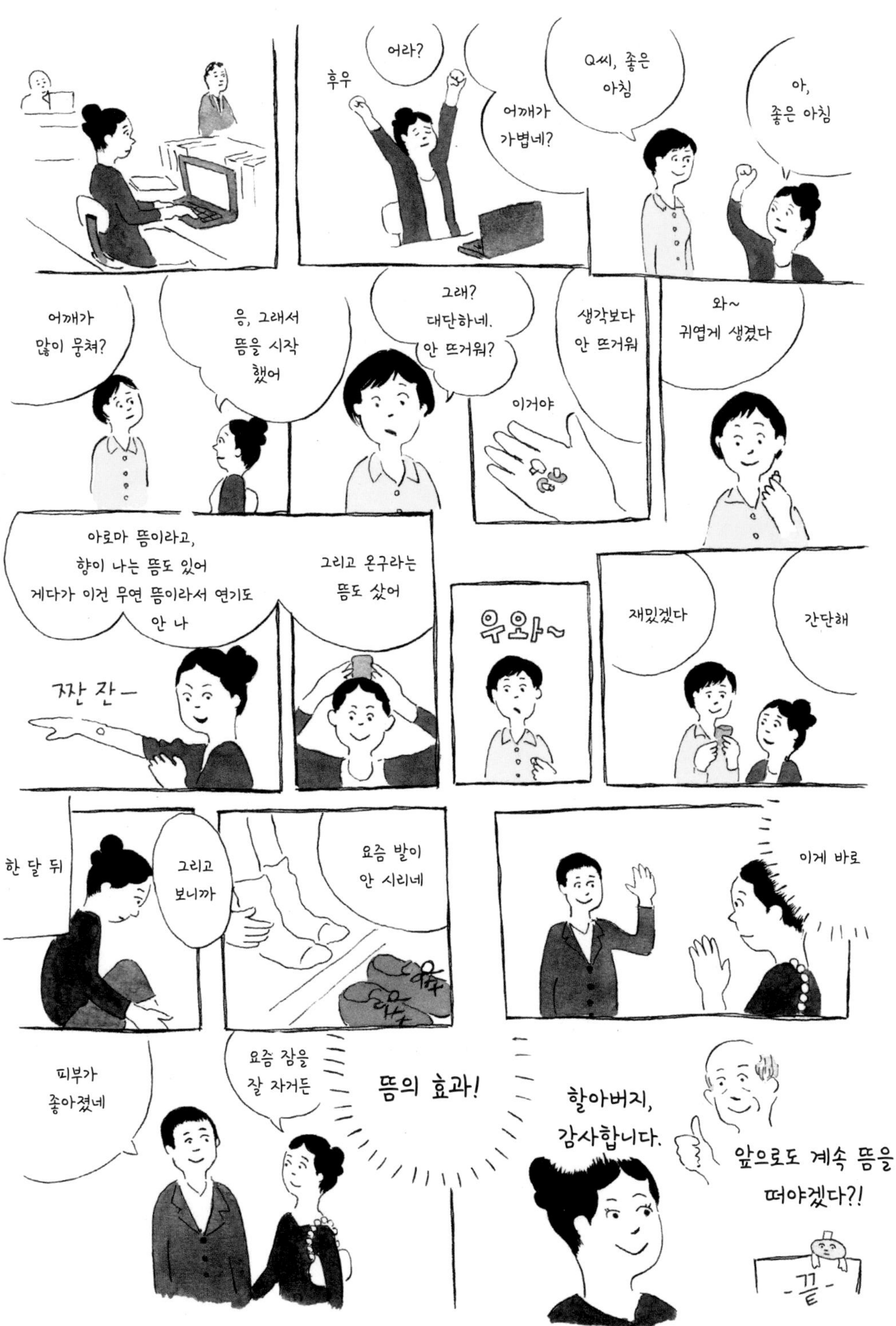

후우
어라?
어깨가 가볍네?
Q씨, 좋은 아침
아, 좋은 아침
어깨가 많이 뭉쳐?
응, 그래서 뜸을 시작했어
그래? 대단하네. 안 뜨거워?
생각보다 안 뜨거워
이거야
와~ 귀엽게 생겼다
아로마 뜸이라고, 향이 나는 뜸도 있어
게다가 이건 무연 뜸이라서 연기도 안 나
짜잔—
그리고 온구라는 뜸도 샀어
우와~
재밌겠다
간단해
한 달 뒤
그리고 보니까
요즘 발이 안 시리네
이게 바로
피부가 좋아졌네
요즘 잠을 잘 자거든
뜸의 효과!
할아버지, 감사합니다.
앞으로도 계속 뜸을 떠야겠다?!
-끝-

먼저 뜸의 효과를 직접 체험해 보자

단 한 번의 뜸으로도 변화가 느껴지는 혈자리

뜸을 뜨고 나서도 '효과가 있는 건지 없는 건지' 느낌이 애매하다면 뜸의 장점을 충분히 누리지 못하고 있다고 볼 수 있습니다. 그렇다고 '나랑은 맞지 않나 봐' 하며 바로 포기해버리는 건 너무 아깝습니다. 우선 효과가 빨리 나타나는 혈자리부터 뜸을 떠서 몸의 변화를 느껴보기 바랍니다. 여기서는 뜸 초보자라도 즉시 효과를 볼 수 있는 강력한 혈자리 두 가지를 소개하겠습니다.

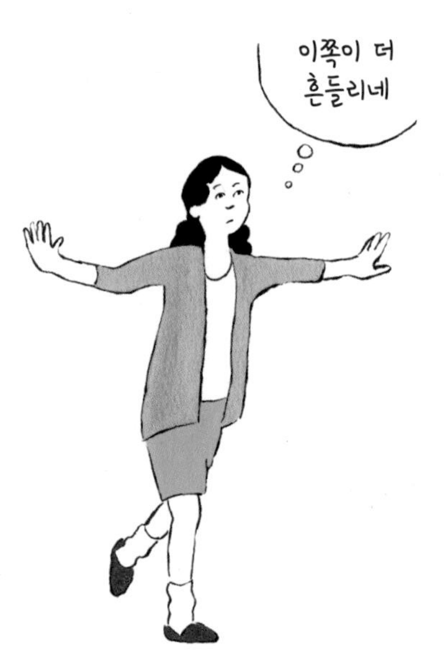

먼저 차례대로 오른발과 왼발로 각각 한 발 서기를 해 봅니다. 이때 흔들려서 균형을 잡기 어려운 쪽 다리의 '태백(太白)'(42페이지)에 뜸을 뜹니다. 뜸을 뜬 다음 다시 한발 서기를 해보면 신기하게도 흔들리지 않고 설 수 있게 될 것입니다. 허리나 골반 주위에 거북함이나 통증이 있는 사람은 '삼음교(三陰交)'(42페이지)가 즉효 혈자리입니다. 뜸을 뜨고 나서 불편한 부분을 만져보면 통증이 경감되어 있는 것을 느낄 수 있을 것입니다.

뜸을 뜨고 나서 몸의 변화가 느껴지면

다시 해 봐야겠다는 의욕이 생깁니다.

그런데 혈자리는 사람에 따라 '듣는' 위치가 다릅니다. 컨디션이나 날씨에 따라서도 그 효과가 달라집니다. 한 번만으로 끝내지 말고 여러 혈자리를 시도하여 지속하는 것이 '나만의 즉효 혈자리'를 찾아내는 비결입니다.

뜸, 효과가 있는 걸까?

'전후 체크'로 변화를 느껴보자

Check①

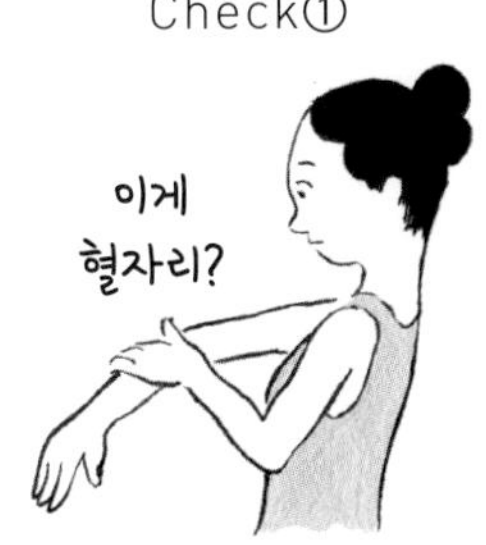

뜸뜨기 전에 피부 탄력을 확인

뜸을 뜨려는 혈자리를 손끝으로 살며시 만져봅니다. "왠지 탄력이 없네" "울퉁불퉁하네" 등 살갗의 느낌을 기억해 놓습니다..

Check②

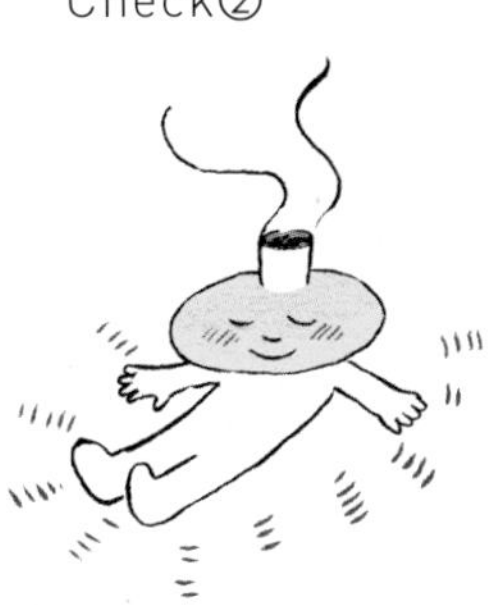

뜸을 뜨면서 열감을 확인

뜸을 올렸을 때의 열감과 속도 또한 변화의 기준이 됩니다. '어제보다 빨리 따뜻해지는 느낌'이라면 몸의 반응이 좋아지고 있는 증거입니다.

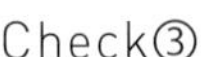
Check③

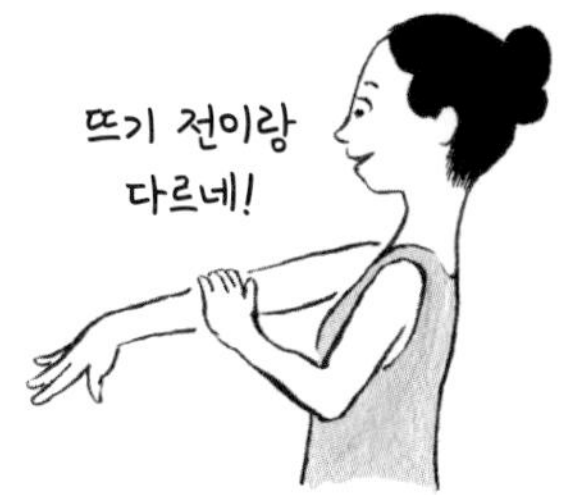

뜸을 뜬 후 다시 피부 탄력을 확인

뜸뜨기 전보다 "탄력이 좋아졌다" "굴곡이 없어졌다"와 같은 변화가 느껴진다면 아주 훌륭합니다. 뜸을 뜨고 나면 반드시 그 혈자리에는 변화가 있기 마련이며, 익숙해지면 바로 느낄 수 있습니다.

뜸을 시작해 보자 ②

혈자리 찾기

손끝에 의식을 집중하여 혈자리 찾아내기

먼저 불편한 증상에 해당하는 혈자리를 찾아냅니다. 이 책에서 소개한 '뜸이 잘 듣는 혈자리 MAP'(40~45페이지, 책 부록)으로 해당 혈자리 위치를 확인합니다.

자기 몸에서 혈자리 찾아내기는 처음엔 어렵고 잘 느껴지지 않을 수 있습니다. 사람마다 체형과 골격이 다르므로 혈자리 위치 또한 MAP과 다소 차이가 있을 수 있습니다. 여기서는 혈자리를 찾아내는 요령을 몇 가지 소개하겠습니다. 요령을 참고하여 자신의 혈자리를 찾아내기 바랍니다.

혈자리를 찾아내는 요령

손가락으로 만진다 ☞23페이지❶
피부를 부드럽게 쓰다듬듯이 만집니다. 이때 '만지고 있는' 피부에 어딘지 둔감한 부분이 있다면 혈자리일 가능성이 매우 큽니다. 또는 그 부분만 부어서 말랑말랑하거나 반대로 거칠어져 있어도 혈자리일 경우가 많습니다.

파임·얼룩짐을 관찰 ☞23페이지❷
혈자리는 만졌을 때, 그 부분만 움푹 파여 있거나 피부색이 다소 칙칙해 보이는 것이 특징입니다.

손가락으로 어림잡는다 ☞24페이지❸
'배꼽에서부터 손가락 너비 3개' 등, 체격에 따라 자기 손가락의 너비(폭)을 기준으로 혈자리 위치를 대략 알아내는 방법입니다.

주름 상태를 체크 ☞25페이지❹
'주름'은 이른바 깊은 파임입니다. 손목이나 팔꿈치 안쪽, 발목 등 관절 부근의 혈자리는 구부릴 때 나타나는 '주름'을 기준으로 삼습니다.

혈자리를 찾아내는 요령  

❶ 손가락으로 만진다

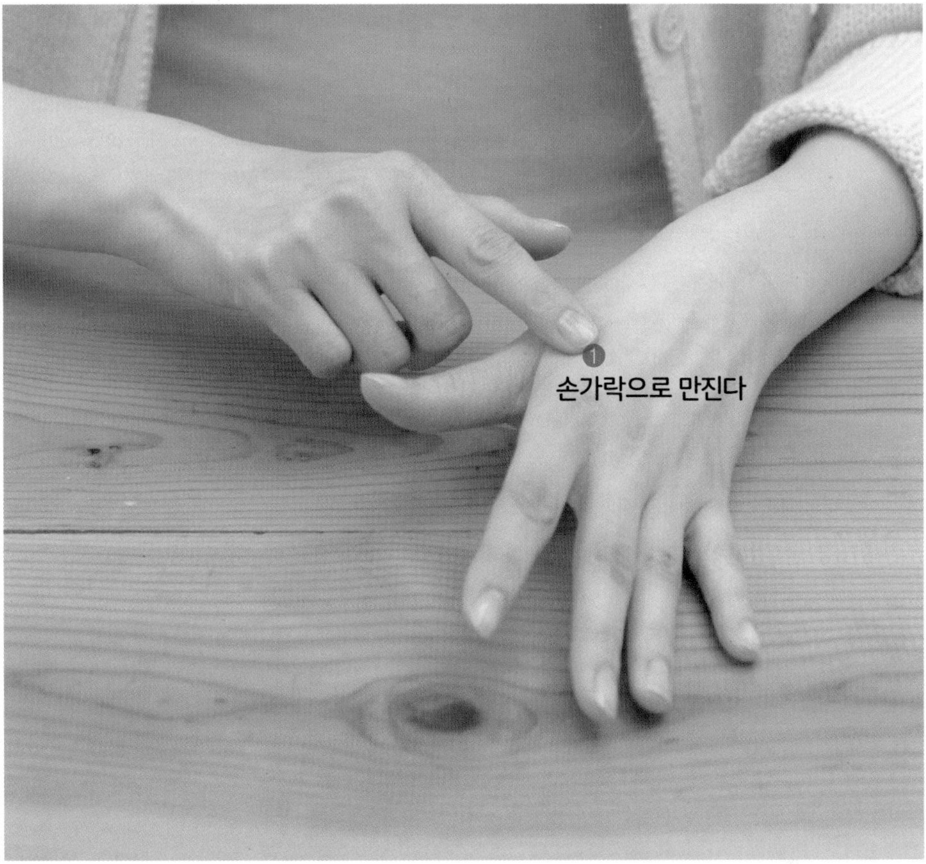

부드럽게 손으로 쓰다듬으며 찾습니다. 누르면 아프거나 시원한 부분을 혈자리로 생각하기 쉬우나 처음부터 세게 눌러 압력을 가하는 것은 잘못된 방법입니다. 자칫 주변과의 미세한 차이를 놓칠 수 있습니다.

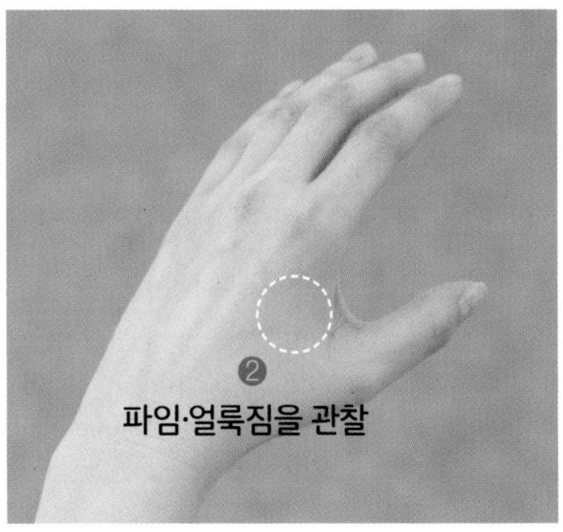

기•혈이 부족하여 수가 정체되면 그 부위만 피부가 파이고 피부색도 칙칙해져 있습니다. 부어 있고 탄력을 잃어 기운이 없는 느낌입니다.

❸ 손가락으로 어림잡는다

골격이나 키는 개인마다 모두 다릅니다. 혈자리 위치도 이와 마찬가지로, '여기서부터 ○cm'처럼 일률적으로 정하기가 어렵습니다. 그래서 각자 개인의 몸을 기준으로 혈자리를 찾아냅니다. 이때 지표로 삼는 것이 '손가락 너비'입니다. 자기 손가락으로 대략적인 혈자리 위치를 측정해냅니다.

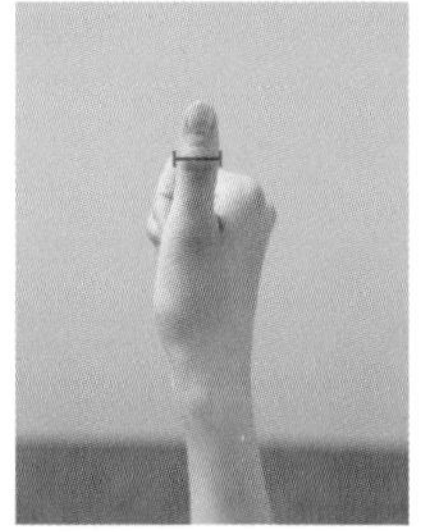

손가락 너비 1개
엄지손가락 너비

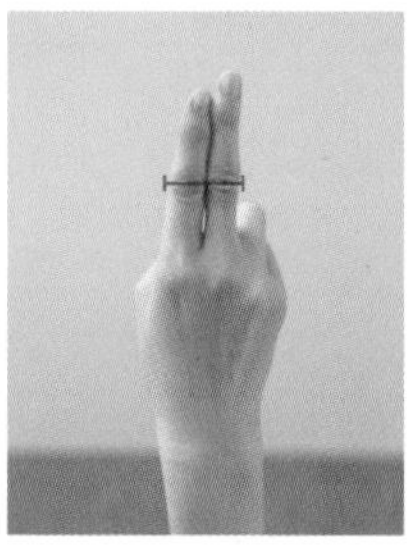

손가락 너비 2개
검지와 중지를 합한 너비

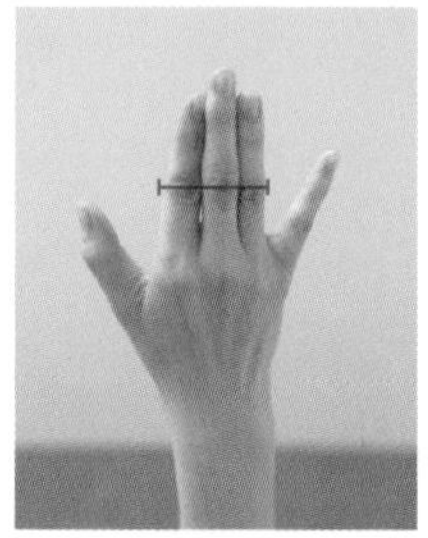

손가락 너비 3개
검지, 중지, 약지를 합한 너비

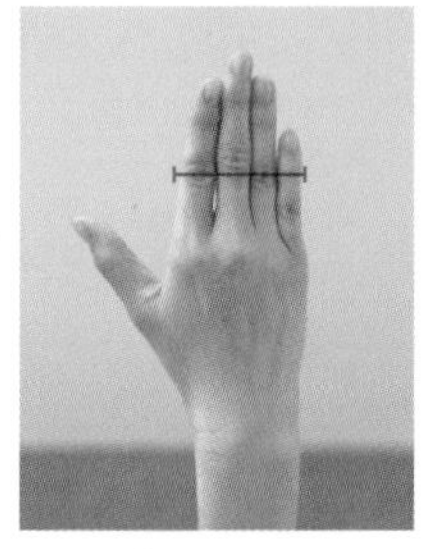

손가락 너비 4개
손가락 너비 3개에다 새끼손가락을 합한 너비

다음과 같이 혈자리를 찾아냅니다 ⇨

배꼽에서부터 손가락 너비 3개 옆에 위치한 혈자리 '천추(天樞)'

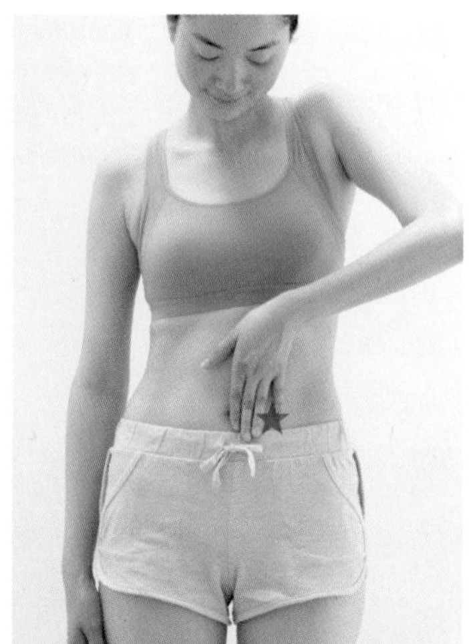

안쪽 복숭아뼈로부터 손가락 너비 4개 위에 위치한 '삼음교(三陰交)'

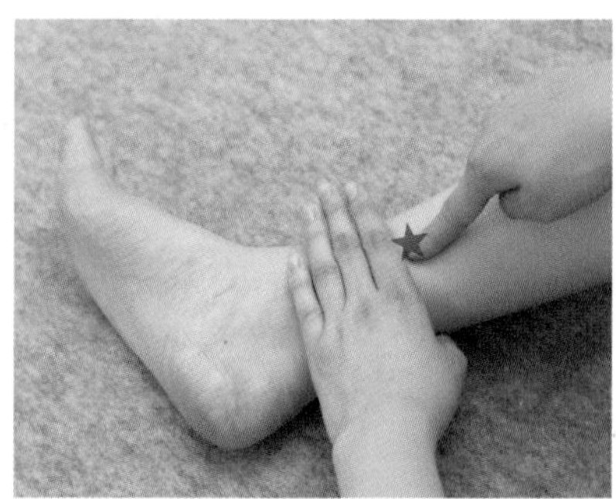

❹ 주름 상태를 체크

주름은 이른바 피부 탄력이 없어진 부분입니다. 기•혈이 부족하여 수가 정체되기 쉬운 곳입니다. 주름을 기준으로 혈자리를 찾아내거나 관절을 구부려 주름을 만들어 찾아내기도 합니다.

다음과 같이 혈자리를 찾아냅니다 ⇨

팔을 구부렸을 때 생기는 주름 끝에 있는 혈자리 '소해(少海)'

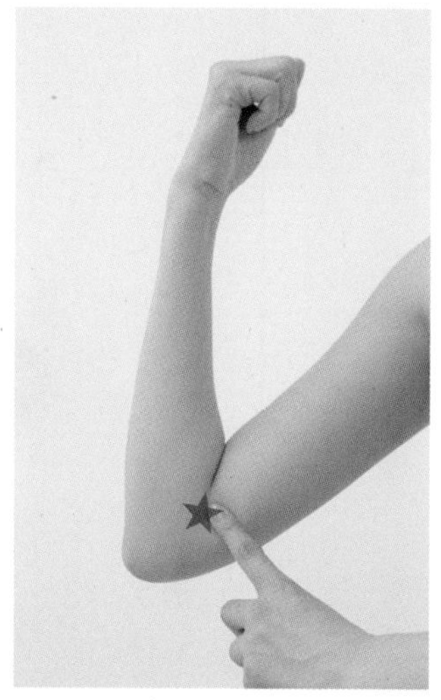

손목 주름 위에 있는 혈자리 '태연(太淵)'

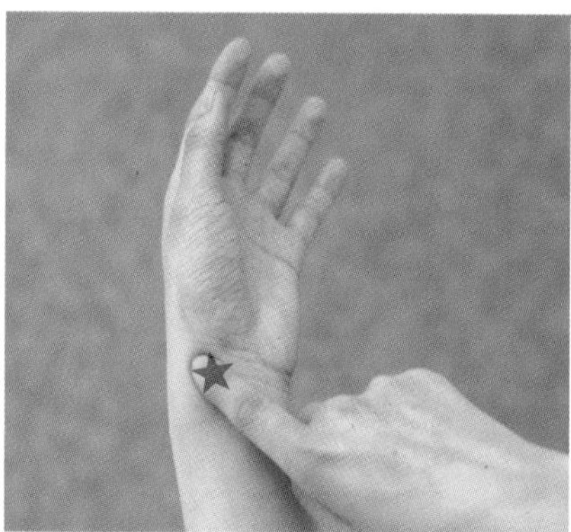

혈자리 찾아내기 Q&A

Q. 어느 혈자리부터 시작해야 할지 잘 모르겠어요

A. 우선 어디가 불편한지 아는 것이 중요합니다

혈자리는 여러 증상에 대응합니다. 따라서 먼저 어디가 불편한지를 아는 것이 중요합니다. 예를 들면 '수족냉증과 요통'이 있다면 이 책의 '증상별 뜸의 혈자리'(52, 70페이지)를 참고하여 각 증상에 맞는 혈자리를 확인합니다. 그러면 '양릉천(陽陵泉)'과 '태계(太溪)'와 같은 두 증상에 모두 해당하는 혈자리를 찾아낼 수 있습니다. 우선은 그 혈자리에 뜸을 뜨기 바랍니다.

Q. 혈자리를 찾아내기가 어렵습니다

A. 한의사의 도움을 받는 것도 하나의 방법입니다

익숙하지 않으면 찾기 어려운 것이 자기 혈자리입니다. 찾으면서도 '이게 맞나…?' 불안해지기도 합니다. 이럴 때는 뜸의 전문가인 한의사에게 상담하는 것도 올바른 혈자리 찾아내기에 큰 도움이 될 수 있습니다. 혈자리 느낌이나 찾는 요령 등을 알 수 있게 되어 있어 보다 효과적인 뜸뜨기가 가능합니다.

뜸뜨는 방법

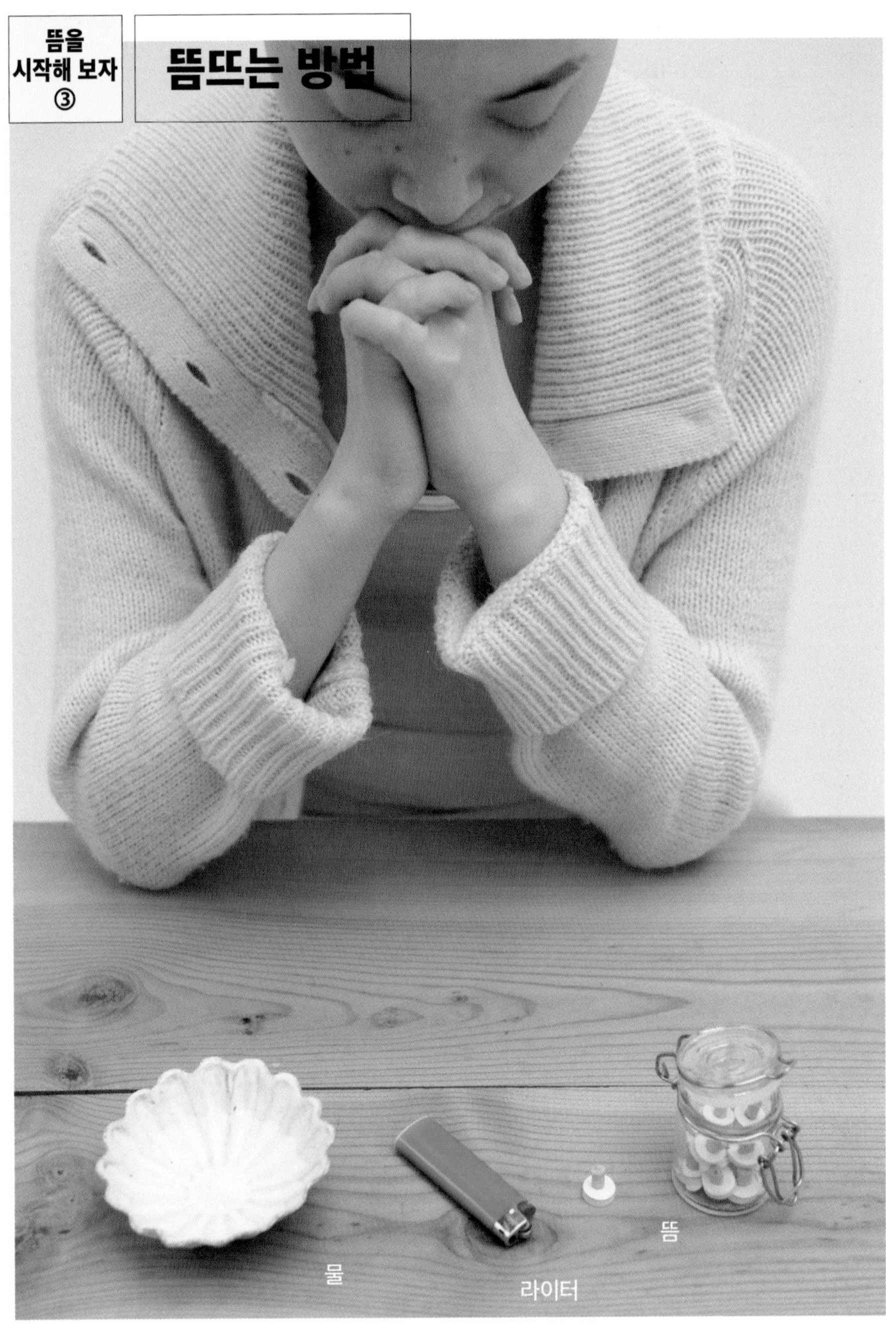

준비물

물

작은 접시에 물을 담아놓습니다. 다 탄 뜸을 넣어 불을 완전히 끕니다.

라이터

대좌구에 불을 붙이는 데는 라이터가 편리합니다. 불을 다룰 때는 매우 조심해야 합니다.

뜸

대좌구는 초보자도 쉽게 사용할 수 있습니다. 처음에는 열이 약한 것부터 시작합니다.

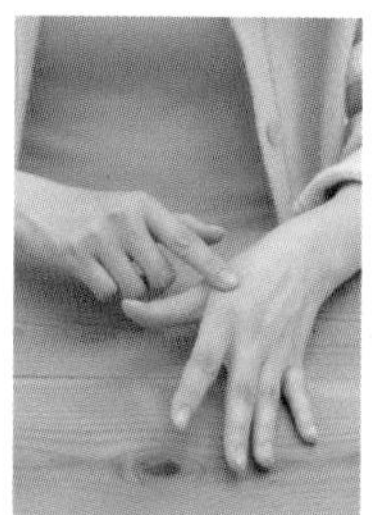

❶ 혈자리를 찾는다

혈자리를 찾아냅니다. 피부에 '닿는' 정도의 느낌으로 손가락으로 살살 만지면서 혈자리를 찾아냅니다. 사진은 합곡(合谷)을 찾는 과정입니다.

⇩

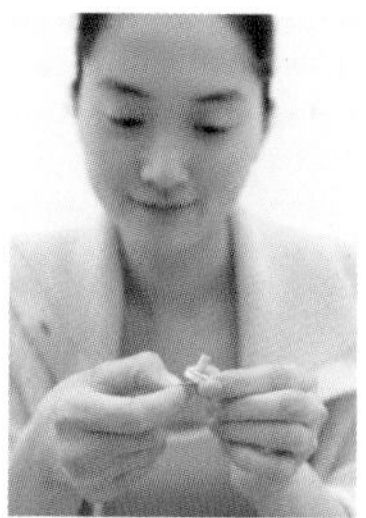

❷ 대좌구 스티커 종이를 떼어낸다

혈자리를 찾아내면 뜸을 뜨기 시작합니다. 대좌구는 혈자리에 고정시킬 수 있도록 바닥에 스티커가 부착되어 있습니다. 스티커 종이를 조심스레 떼어냅니다.

⇩

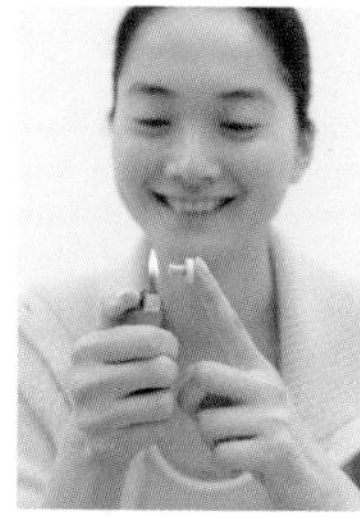

❸ 뜸에 불을 붙인다

손끝에 뜸을 부착시키고 라이터로 불을 붙입니다. 먼저 라이터 불을 켜고, 뜸을 라이터 불꽃 끝으로 향하게 하여 조심스럽게 갖다 대는 것이 요령입니다.

⇩

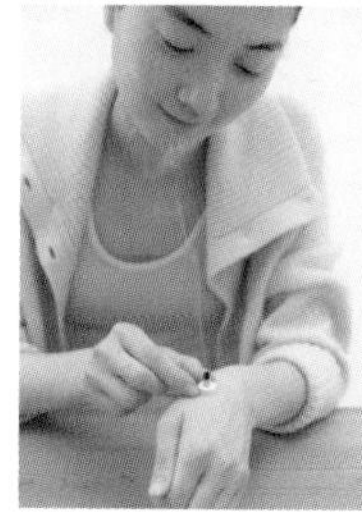

❹ 혈자리에 올려놓는다

혈자리에 뜸을 고정시킵니다. 잠시 후 연기가 사라지면 온기가 느껴지기 시작합니다. 열감 변화에 의식을 집중합니다. 기분 좋을 정도의 열감이 가장 효과적입니다.

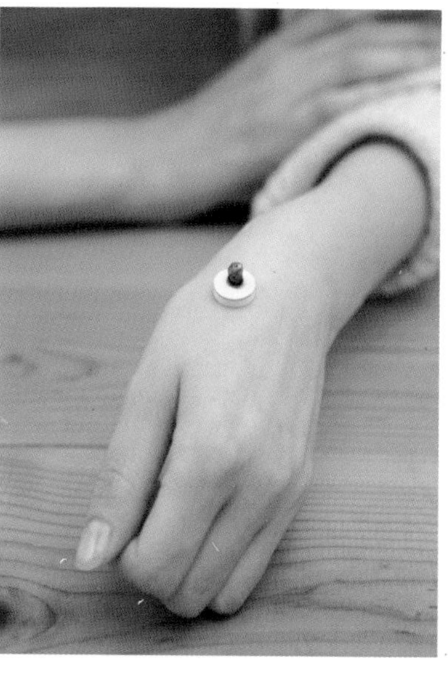

❺ 대좌가 식으면 끝이다

뜸 하나를 뜨는 데 걸리는 시간은 대략 5~6분입니다. 대좌 부분에 더 이상 열감이 안 느껴지면 끝입니다.

⇩

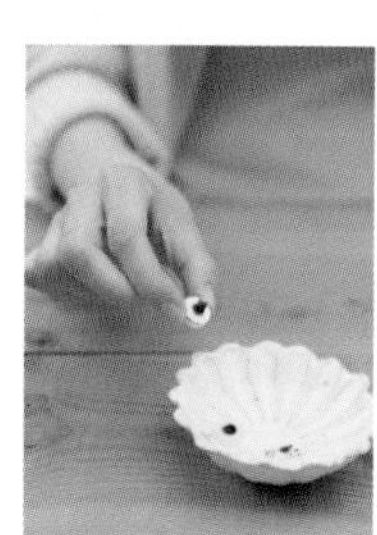

❻ 수고했다

모두 끝났습니다. 모두 사용한 뜸은 물에 넣어 완전히 불을 끕니다. 사용하지 않은 뜸은 어린이 손에 닿지 않는 위치에 보관합니다.

뜸을 시작해 보자 ④

편안한 마음으로 이완하기

뜸의 온기에 모든 의식을 집중

뜸은 몸과 마음이 모두 이완된 상태에서 실시하도록 합니다. 뜸은 '적당한 온도'가 좋습니다. 너무 뜨거우면 교감신경이 흥분되어 이완 효과가 떨어집니다.

뜨거우면 더 효과가 좋을 것 같지만 뜸은 혈액순환을 촉진하여 몸이 지닌 자연치유력을 회복시켜 '몸이 스스로 나아지려는 계기'를 제공하는 것입니다. 이를 위해서는 강한 자극보다는 은근한 자극을 꾸준히 주는 것이 더욱 효과가 확실합니다.

뜸은 뜸을 뜨고 나서도 계속 몸의 변화가 일어납니다.

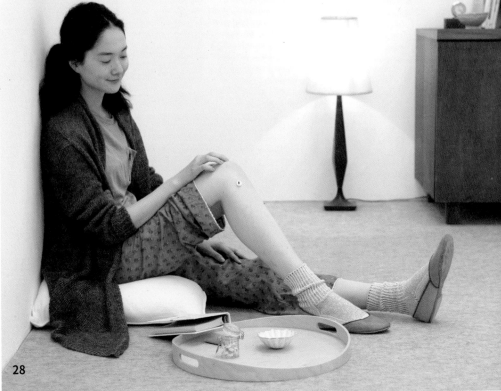

뜸으로 혈자리에 열을 집중시켰는데, 즉시 목욕을 하거나 식사를 하게 되면 다

른 부분으로 혈액순환이 촉진되므로 겨우 힘들게 모아놓은 열이 분산되어 버립니다. 책을 읽거나 TV를 보는 등 뭔가 다른 일을 하면서 뜸을 뜨는 것 또한 의식이 흐트러지므로 삼가는 것이 좋습니다.

모든 의식을 집중하여 뜸의 온기를 확실하게 느끼면 그만큼 효과도 커집니다.

무엇보다도 증상에 맞는 혈자리에 뜸을 뜨고 있는지가 가장 중요합니다. 즉시 효과가 느껴지지 않는 혈자리도 있을 수 있고, 혈자리가 아닌 엉뚱한 곳에 뜸을 뜨고 있을 수도 있습니다. 계속 뜸을 뜨는데도 별로 효과가 안 느껴진다면 한의사와 상담하여 자신에게 맞는 혈자리와 정확한 혈자리 위치를 배우고 나서 뜸을 뜨는 것도 하나의 방법입니다. 가장 중요한 것은 느긋한 마음으로 꾸준히 지속하는 것이 '뜸의 달인'이 되는 지름길입니다.

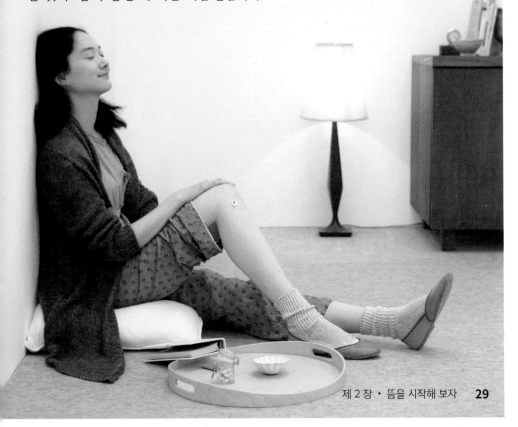

뜸의 효과가 오래 유지되도록

늘 쾌적한 상태로 사용할 수 있도록 뜸은 습기를 피하여 보관해 주세요. 눅눅해진 뜸은 햇볕에 말리거나 드라이어로 건조하면 다시 사용할 수 있습니다.

뜸을 뜬 후에도 몸안에서는 뜸의 효과가 계속 유지되고 있습니다. 그 효과를 조금이라도 더 오래 누리기 위해서는 몸이 차가워지지 않도록 하는 것이 중요합니다. 몸이 틀어지지 않게 의식적으로 올바른 자세를 유지하도록 노력하기 바랍니다.

습기를 피해서 보관할 것

뜸은 습기에 약합니다. 예쁜 병이나 케이스에 옮겨 담을 경우는 방습용으로 건조제를 함께 넣어두는 것이 좋습니다.

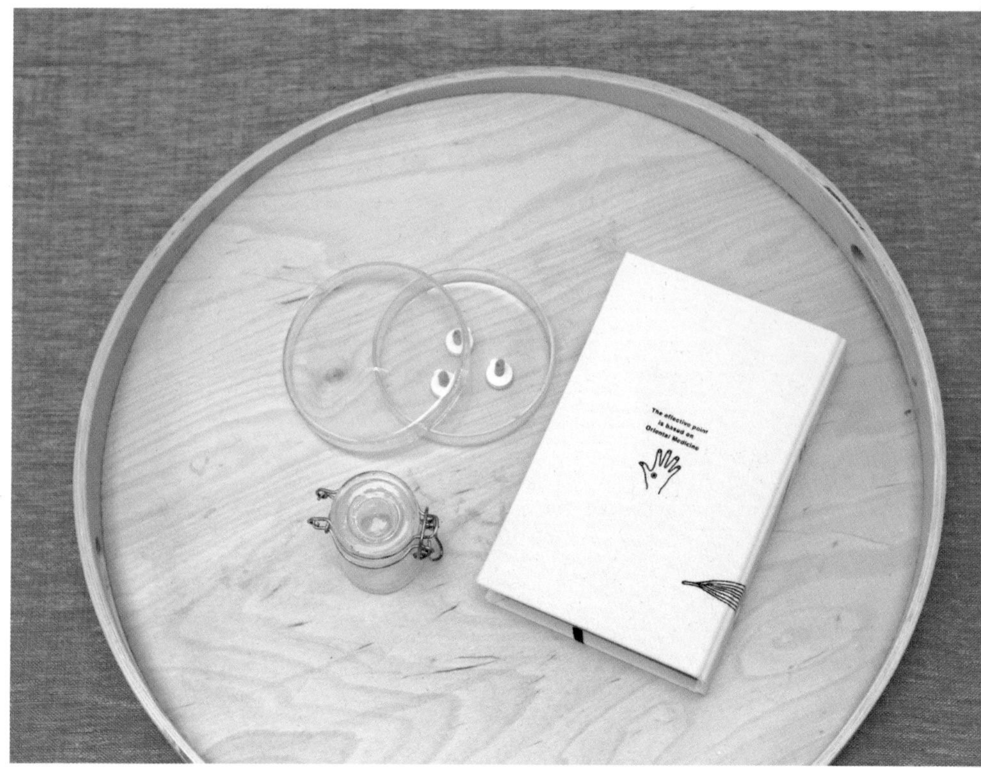

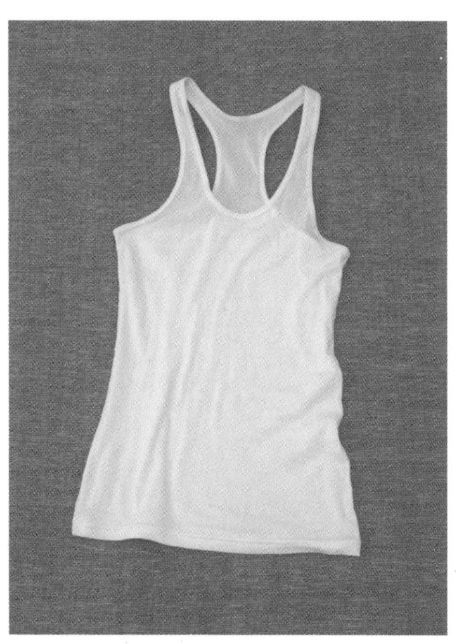

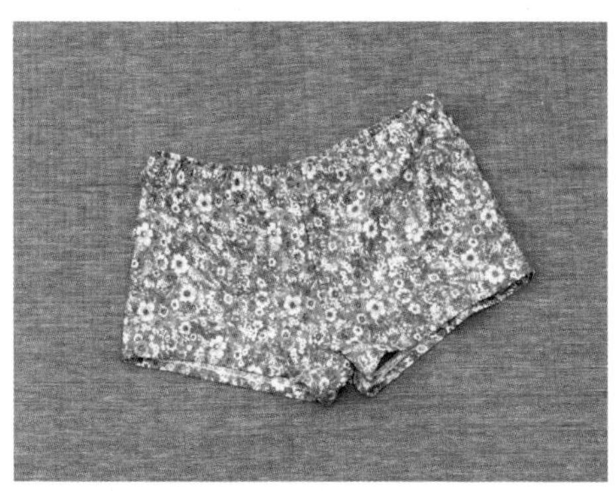

다리는 노출되더라도 배는 따뜻하게

배의 혈자리에 뜸을 뜰 경우는 뜬 후에 열감이 식지 않도록 배를 완전히 가려주는 하의를 준비합니다. 짧은 바지라면 다리의 혈자리에도 쉽게 뜸을 뜰 수 있습니다.

소매가 없는 속옷이 편리함

팔에다 뜸을 뜰 때는 캐미솔과 같이 피부 노출이 많은 옷이 편리합니다. 대신 따뜻한 실내에서 실시하도록 합니다.

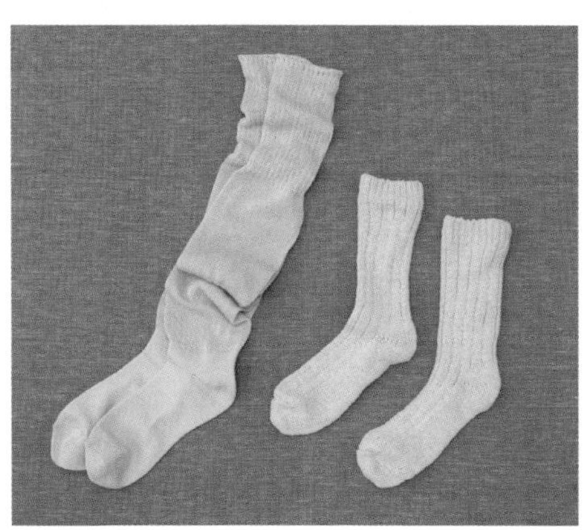

발은 늘 따뜻하게

'족삼리(足三里)'나 '실면(失眠)'과 같은 발의 혈자리에 뜸을 뜬 후에는 수면 양말이나 긴 양말로 온기를 유지하는 것이 좋습니다.

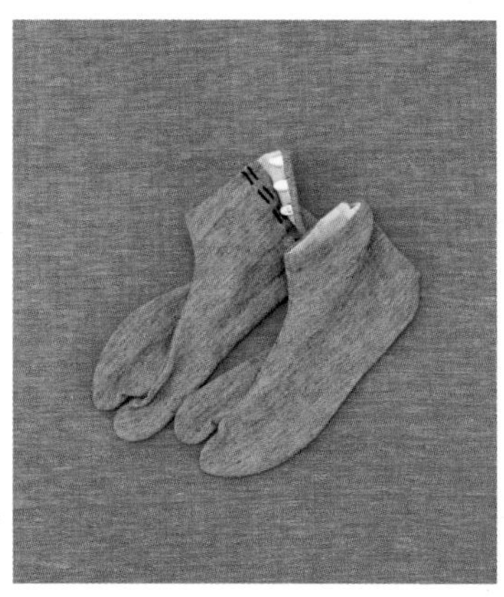

자세를 바로 하는 보조도구

일본식 버선인 다비(足袋)는 '족궐음간경(足厥陰肝經)'이라는 경락에 따라 바느질이 되어 있으므로 신기만 해도 자세가 좋아집니다.

처음으로 뜨는 뜸 Q&A

Q. 뜸은 하루 몇 번 뜰 수 있나요? 어느 시간대에 하는 것이 효과적일까요?

A. 하루 한 번 긴장을 풀 수 있는 여유로운 시간대가 좋습니다

뜸은 하루 한 번을 기준으로 실시합니다. 목욕이나 식사 전후 30분에서 1시간은 피하고 느긋하게 이완할 수 있는 시간대가 뜸을 뜨기에 좋은 시간입니다. 취침 전은 물론 아침 출근 전에 잠시 짬을 내거나 회사에서의 점심시간을 활용해도 좋습니다.

Q. 뜸은 한 번에 몇 군데 뜰 수 있나요?

A. 적은 수의 혈자리에 오래 공을 들여 뜹니다

뜸은 '최소·지속'이 원칙입니다. 뜸은 하루 한 번 혈자리 2~3군데로 제한하는 것이 좋습니다. 적은 숫자라도 지속하면 반드시 효과가 나타납니다. 아무리 많이 뜸을 뜬다 해도 효과가 그만큼 늘어나는 것은 아닙니다. 오히려 몸에 부담이 되기도 합니다.

Q. 뜸의 효과가 나타나고 있는지 잘 모르겠어요

A. '기분 좋은 온열감'이 기준입니다

뜸을 뜨는 동안에 느껴지는 열감에 주의를 기울이기 바랍니다. 처음에는 열감이 안 느껴지던 것이 차차 '기분 좋은 온열감'이 느껴지고 점차 따끔거릴 만큼 뜨거운 느낌으로 변한다면 제대로 혈자리에 도달되어 있다는 증거입니다. '기분 좋은 온열감'을 오래 느끼는 혈자리일수록 자신에게 맞는 혈자리입니다. 그러나 열감은 안 느껴지는데 갑자기 따끔거리는 불쾌한 열감을 느낀다면 그 부분은 혈액순환이 잘 이루어지고 있는 즉 혈자리가 아닐 가능성이 있습니다. 이 경우는 즉시 뜸을 제거해야 합니다.

Q. 좀더 확실한 효과를 위해 한 번에 많은 뜸을 떠도 될까요?

A. 1~3개로 제한하는 것이 좋습니다

뜸을 계속 뜨다 보면 같은 혈자리라도 '평소보다 반응이 더디게' 느껴지는 날도 있습니다. 이럴 때 1, 2개 정도 추가하는 것은 괜찮습니다. 그러나 그 이상은 삼가고 다른 날에 시도하는 것이 좋습니다. 몸이 뜸의 효과를 느낄 때까지 기다리는 것 또한 중요합니다.

Q. 뜸 냄새와 연기가 신경이 쓰여요

A. 무연 타입 등 다양한 종류의 뜸이 있습니다

출근 전처럼 연기나 냄새가 옷에 배면 곤란할 때가 있습니다. 상황에 따라 뜸을 골라 사용하는 것도 하나의 방법입니다. 무연 타입이나 향이 좋은 뜸 등 최근에는 뜸도 취향에 맞게 고를 수 있게 되었습니다. 뜸은 전문점 또는 드럭스토어에서도 구입이 가능합니다. 마음에 드는 '나만의 뜸'을 몇 가지 정해 놓으면 편리합니다.

Q. 화상을 입지 않을까 불안합니다

A. 뜸뜨기 전에 몸의 상태를 살피도록 합니다

뜸을 뜨는데 평소와 다르게 너무 뜨겁게 느껴진다면 바로 제거하는 것이 좋습니다. 특히 땀이 많이 나거나 끈적거리는 피부, 민감성 피부는 화상이나 수포가 생기기 쉬우므로 주의해야 합니다. 너무 피곤하거나 몸이 부은 상태일 때는 뜸으로 피로감이 심해지거나 노곤해지는 등 '뜸 몸살'이 생기기도 합니다. 뜸뜨기 전에는 피부나 몸의 상태를 반드시 살피고 실시하도록 합니다.

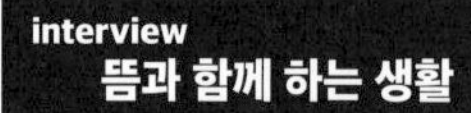

뜸으로 '사랑하는 마음'을 표현해요

사카구치 교헤이 (건축가)

아내의 임신을 계기로 뜸을 알게 됨

"제가 뜸 애호가이긴 하지만 저 자신에겐 잘 안 떠요. 왜냐면 제 별명이 '인간 핫팩'이라 할 만큼 몸이 따뜻한 체질이거든요. 저는 임신 중인 아내에게 뜸을 떠 주다가 그 효력을 실감한 경우입니다."

부인이 임신 7개월 때 뱃속 아기가 역아(逆兒)라는 말을 듣고 방문했던 산부인과에서 뜸이 좋다는 조언을 들은 것이 뜸을 접하게 된 첫 계기였습니다.

"산부인과에서는 뜸 말고도 식사와 같이 여러 가지에 대한 조언을 해주셨는데요. 그때 저 자신 많은 생각을 하게 되었어요. 아내에게 그동안 너무 소홀했던 것이 아니었나 반성했죠. 마음이 시리면 몸도 시리다고 하잖아요. 뱃속 아기도 그 추위에서 벗어나려고 거꾸로 돌아선 것이 아닌가, 그런 생각이 들었죠."

① 쌀알보다 조금 작은 쑥뜸을 손가락으로 빚습니다.

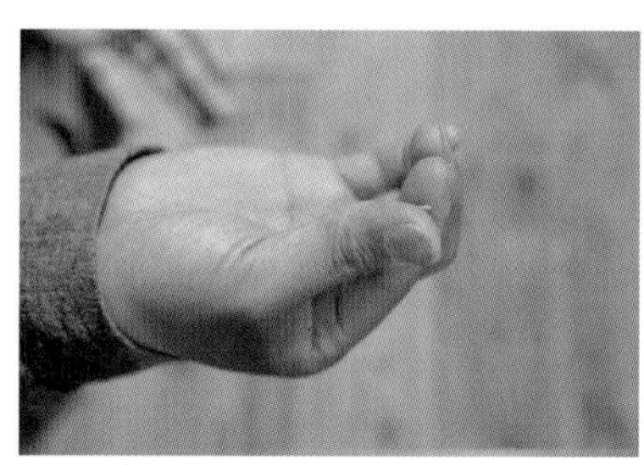

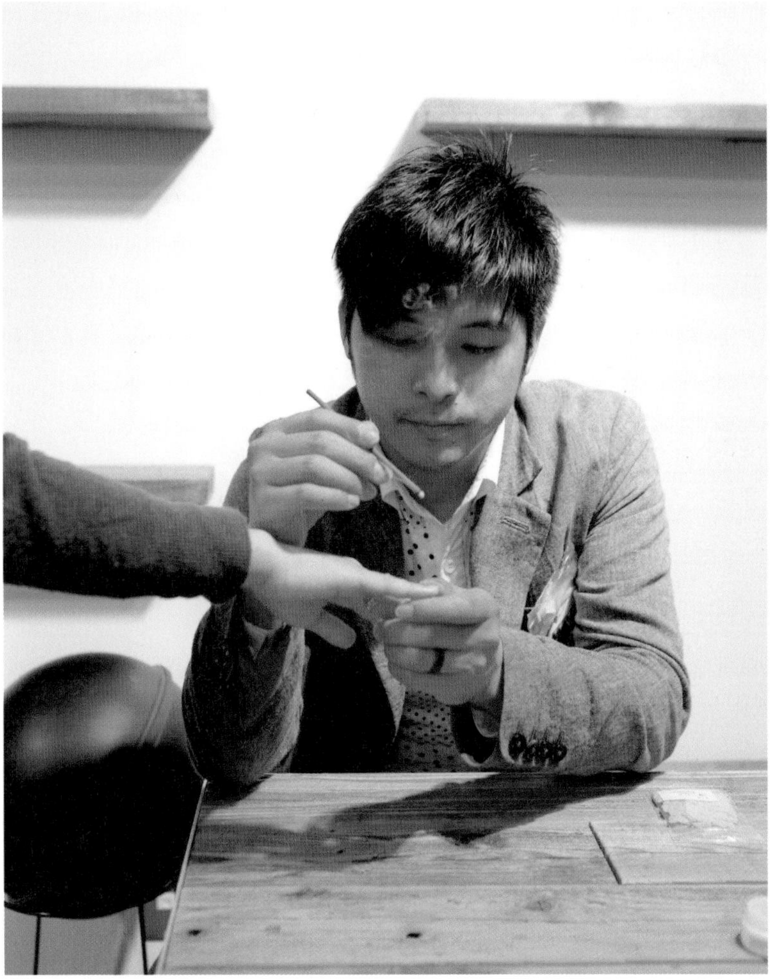

사카구치 씨는 쑥뜸에 향으로 불을 붙이는 '점구'를 선호합니다. "쉭, 하고 시원스레 바로 열이 전달되는 점이 마음에 들어요."

② 뜸을 뜨려는 위치에 바셀린을 바르고 뜸을 올려놓습니다.

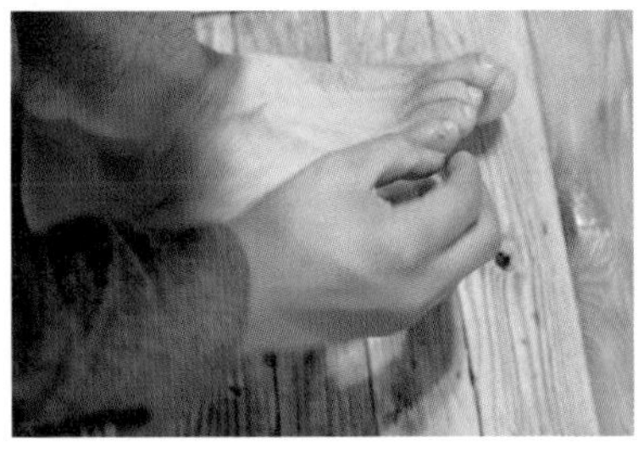

③ 향으로 불을 붙입니다. 작은 불씨라도 몸 깊숙이 열이 전달됩니다.

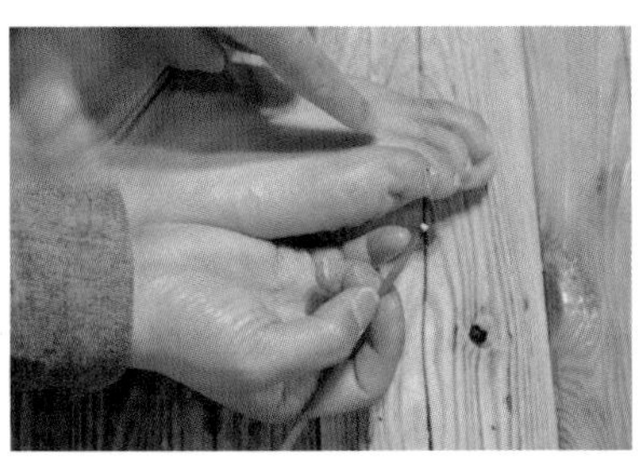

뜸으로 '사랑하는 마음'을 표현하다

그 이후로 밤마다 사카구치 씨는 부인에게 뜸을 떠주었다고 합니다. 효과를 높이기 위해 몸도 마음도 완전하게 이완할 수 있는 둘만의 '뜸 시간'을 따로 마련했습니다.

"어두운 조명에 좋아하는 음악을 틀어놓고 뜸뜨기 전 우선 마사지부터 시작했어요. 몸을 돌본다는 느낌으로 머리부터 발끝까지 풀어주듯 20분 동안 천천히 정성을 들여 마사지해 주었죠. 그러고 나서 뜸을 떴습니다. '사랑하는 마음'을 마사지와 뜸이라는 행위를 통해 표현하려고 했던 거죠."

꾸준히 3주 동안 실행하고 산부인과를 방문하자 놀랍게도 역아가 정상 위치로 돌아와 있었습니다.

"뜸이든 마사지든 '손을 잡아주는 것'이 매우 중요해요. '자신이 살아 있음'을 확인할 수 있거든요. 이러한 확인을 통해 몸과 마음이 에너지를 얻을 수 있는데, 이 에너지의 힘이 정말 강력하다는 것을 알게 되었어요."

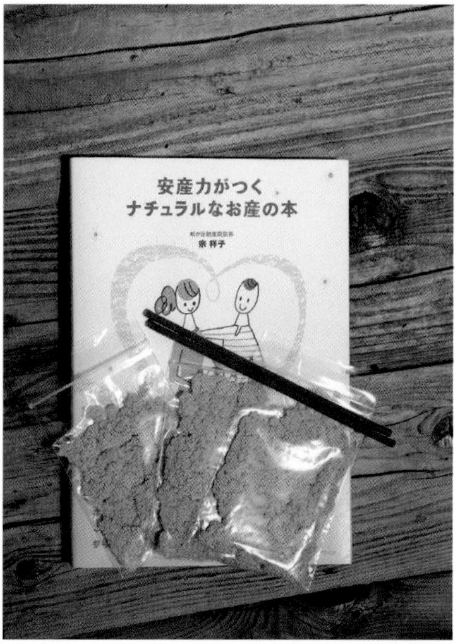

사카구치 부부가 다녔던 나카노 구에 있는 마츠가오카 산부인과 안내 책자. 쑥뜸도 이곳에서 구입함

사랑하는 이와 함께 뜸을

사카구치 씨는 뜸이 커플들에게 매우 좋은 아이템이라고 말합니다.

"자신에게 하는 것보다 훨씬 즐겁거든요. 커플끼리 무릎베개도 하면서 하면 정말 최고죠. 쑥뜸도 정말 여러 종류가 있고, 뜸과 관련된 아이템도 흥미로운 게 많아서 자꾸 사람들에게 권해주고 싶어져요. 뜸은 알면 알수록… 뭐랄까 쑥뜸에 대해 경외심마저 느끼게 돼요. 그만큼 특별한 시간을 보낼 수 있다고 자신 있게 말씀드릴 수 있어요."

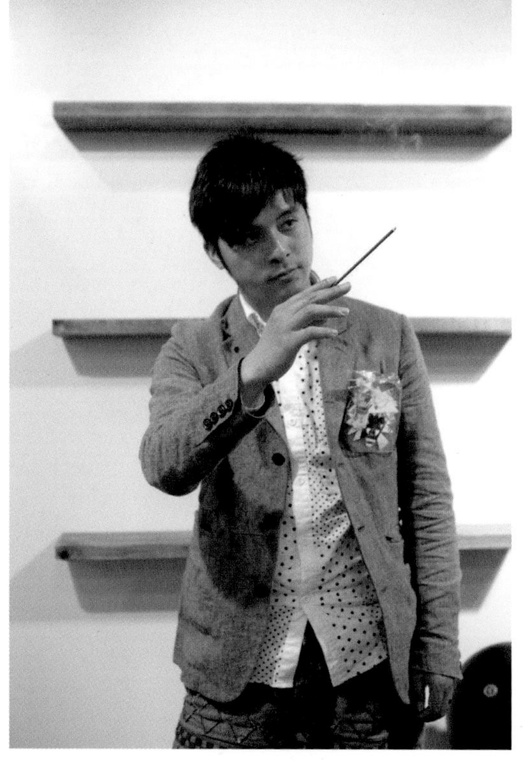
"향에서 나는 연기는 마음을 차분하게 합니다."
향을 지휘봉처럼 휘두르는 사카구치 씨

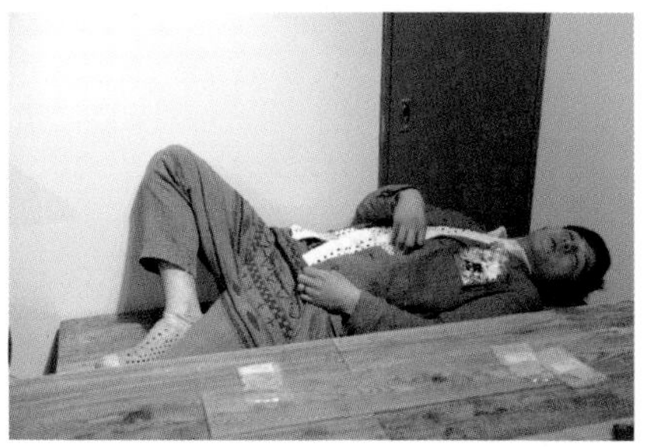
뜸 시간의 BGM은 루 리드의 'perfect day'를 선호함

사카구치 교헤이(坂口恭平) 건축가. 1978년생. 노숙자 주거를 주제로 한 사진집 《TOKYO 0엔 하우스 0엔 생활》와 《제로에서 시작하는 도시형 수렵채집생활》 등 저서 다수. 해외에서 개인전을 개최하는 등 아티스트 활동도 주목받고 있다. 현재 구마모토에 세운 '제로센터'를 거점으로 활동 중이다.

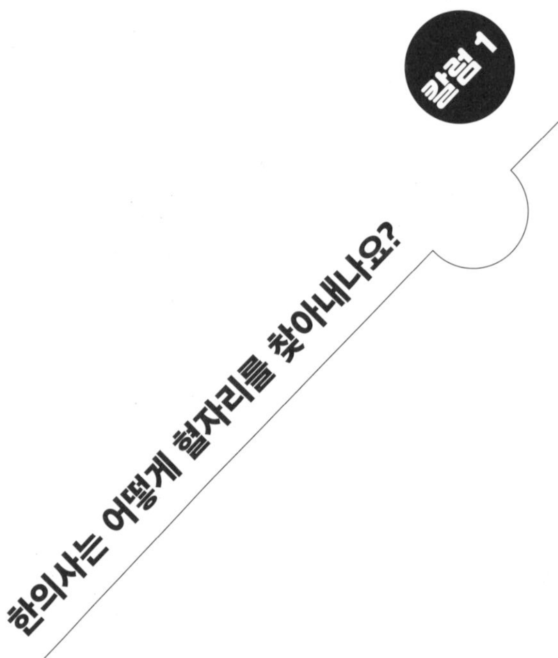

칼럼 1
한의사는 어떻게 혈자리를 찾아내나요?

몸을 보자마자 정확하게 콕 집어서 혈자리를 찾아낼 수 있으려면 수없이 뜸을 시도해 보면서 경험을 쌓는 것이 중요합니다. 이때 한의사의 치료 방법을 참고하는 것이 도움이 됩니다.

한의사는 우선 '면'을 보고 진단한다고 합니다. 시각적인 정보는 매우 중요한데 비전문가인 우리 눈에는 매끈한 평면으로 보여도 전문가 눈에는 피부 표면이 굴곡지게 보인다고 합니다. 그리고 가장 중요한 것은 '손의 감각'입니다. 손바닥을 피부에 갖다 대어 '면'을 진단하면서 파임이나 붓기, 얼룩짐이나 거칠어짐과 같은 이상을 감지해냅니다. 그리고 손가락으로 부드럽게 경락을 따라 '선'을 살펴보면서 이상한 부분 중에서 치료가 가장 필요한 지점을 '점' = '혈자리'로 정합니다.

혈자리 찾기는 그야말로 감각의 세계입니다. 전문가는 손이나 손가락이 저절로 혈자리로 빨려드는 느낌을 느낀다고 합니다. 비전문가인 일반인이 전문가처럼 혈자리를 판별해 낼 수는 없을 것입니다. 그러나 평소 의식하지 않았던 피부 표면을 꾸준히 관찰하다 보면 어느새 어제와 다른 오늘의 사소한 차이를 알아차릴 수 있게 됩니다. 이것이 가능해지면 혈자리 찾기가 훨씬 수월해집니다. 자기 몸을 위하면서 즐긴다는 마음으로 꾸준히 노력하기 바랍니다.

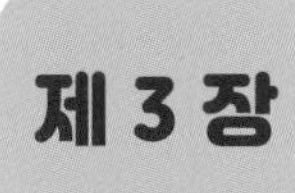

뜸이 잘 듣는 혈자리

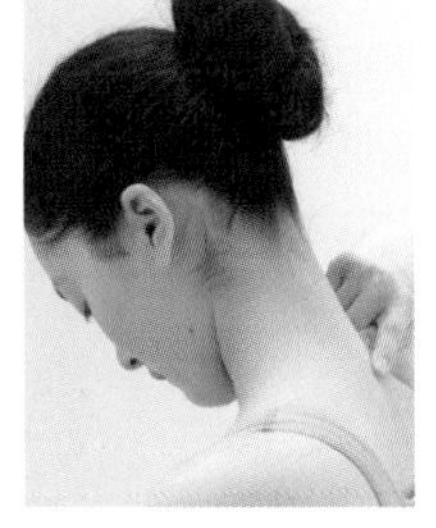

뜸이 듣는 혈자리 MAP(맵)

먼저 지금부터 소개하는 혈자리를 짚어보기 바랍니다. 어느 혈자리나 모두 쉽게 찾아낼 수 있을 것입니다. 불편한 증상과 혈자리를 찾아내면 '증상별 뜸 혈자리'(51~121페이지)로 넘어갑니다.

몸통/앞면

몸통/앞면에 있는 혈자리는 몸의 중심선 위 또는 중심선을 기준으로 하면 쉽게 찾을 수 있습니다. 몸을 세운 상태로 뜸을 뜨면 연기가 얼굴이나 눈에 들어가기 쉬우므로 혈자리 위치를 확인하면 누운 상태로 뜸을 뜹니다.

*혈자리 위치는 개인에 따라 조금씩 차이가 있습니다. '혈자리 찾기'(22페이지)를 참조하기 바랍니다. 손・발 혈자리는 각각 좌우대칭으로 위치하고 있습니다.

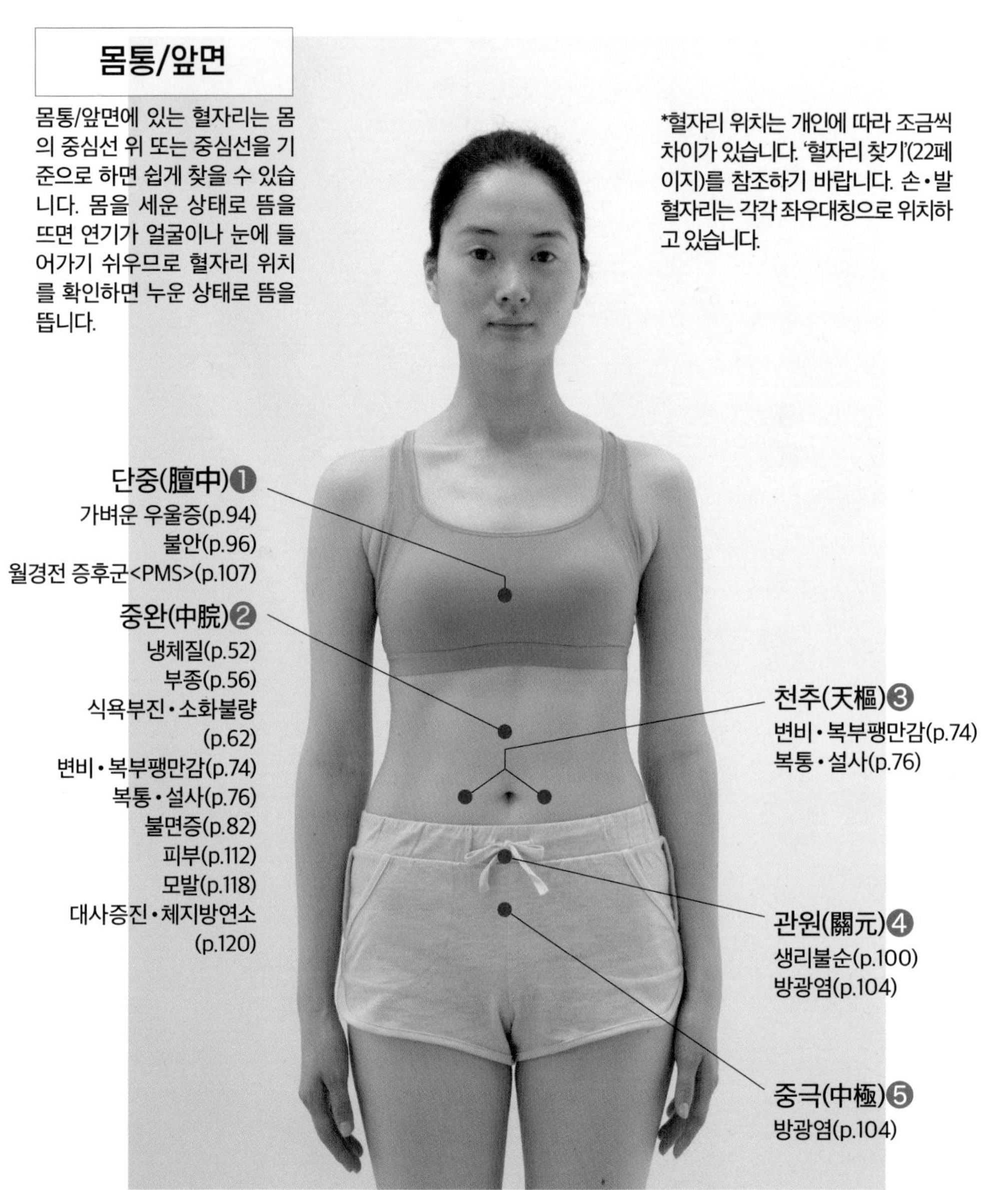

손·팔

손 • 팔에는 만능 혈자리를 비롯해서 여러 증상을 개선하는 데 효과가 있는 혈자리가 여러 개 분포되어 있습니다. 손과 팔은 뜸뜨기 쉬운 위치라서 꾸준히 뜰 수 있으므로 초보자에게 좋습니다.

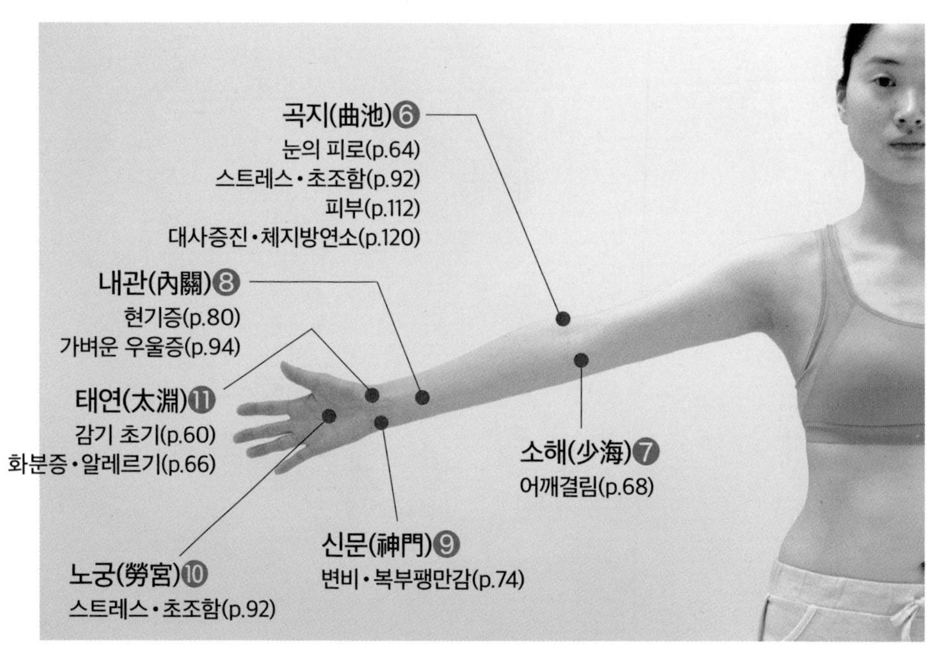

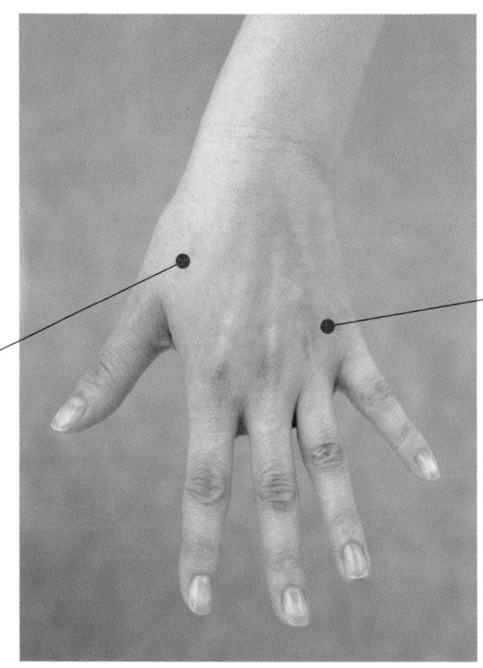

다리/측면·앞면·뒷면

다리도 손이나 팔과 마찬가지로 스스로 뜸을 뜨기 쉬운 곳입니다. 무릎이나 복사뼈, 아킬레스건의 위치를 기준으로 하여 혈자리를 찾습니다. 찾기 힘든 경우에는 발목을 위아래로 움직이면 혈자리 위치를 쉽게 찾아낼 수 있습니다.

삼음교(三陰交)⑯
냉체질(p.52)
부종(p.56)
가벼운 우울증(p.94)
생리불순(p.100)
생리통(p.102)
방광염(p.104)
월경전 증후군<PMS>(p.107)
불임(p.109)
얼굴축소・얼굴리프팅・주름개선・팔자주름(p.116)
대사증진・체지방연소(p.120)

양릉천(陽陵泉)⑭
냉체질(p.52)
요통(p.70)
몸의 틀어짐・휜 다리(p.114)

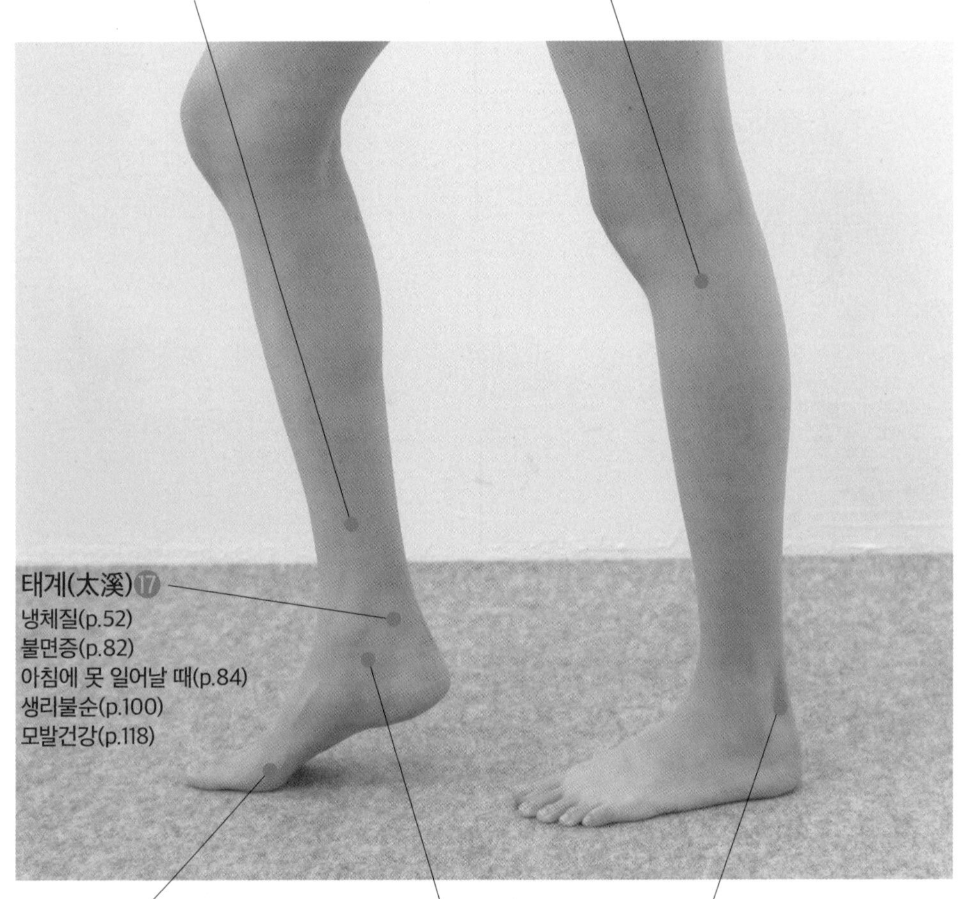

태백(太白)⑲
식욕부진・소화불량(p.62)
과식・거식증(p.97)

조해(照海)⑱
몸의 틀어짐・휜 다리(p.114)

곤륜(崑崙)⑮
요통(p.70)

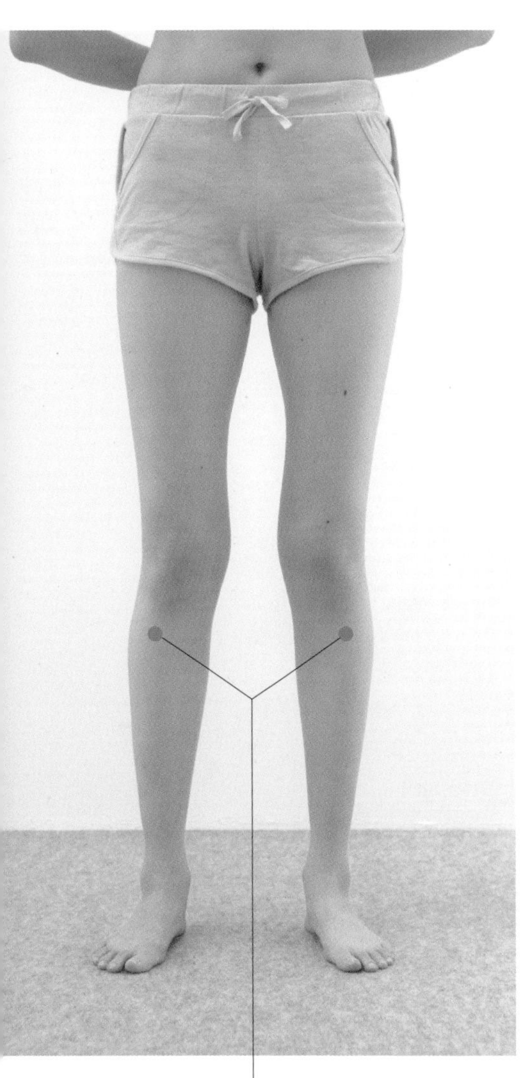

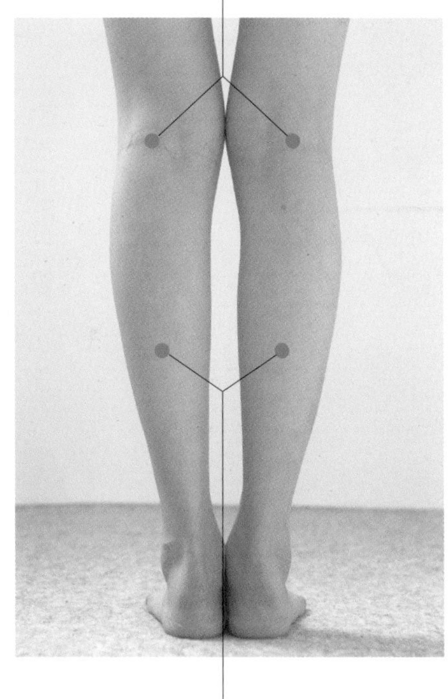

위중(委中)㉑
몸의 틀어짐 • 휜 다리(p.114)

족삼리(足三里)⑳
부종(p.56)
식욕부진 • 소화불량(p.62)
화분증 • 알레르기(p.66)
치질(p.78)
아침에 못 일어날 때(p.84)
과식 • 거식증(p.97)

승산(承山)㉒
요통(p.70)
치질(p.78)

발/발등·발바닥

온몸을 순환하는 기·혈·수 가운데 기는 위로 올라가는 성질이 있고 수는 아래로 내려가는 성질이 있습니다. 따라서 몸은 먼저 발끝부터 차가워집니다. 뜸으로 발을 확실하게 따뜻하게 하는 것이 중요합니다.

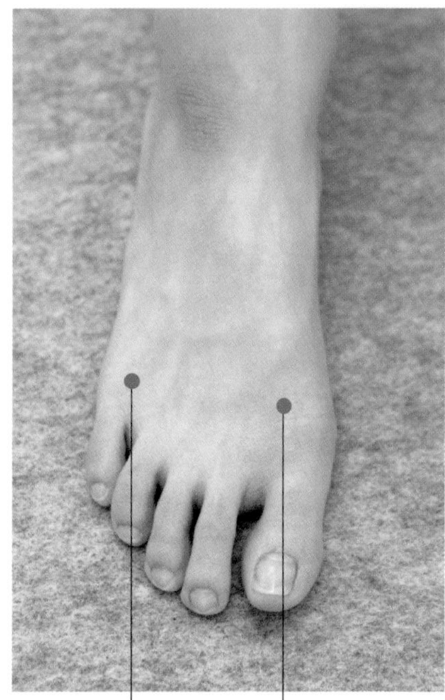

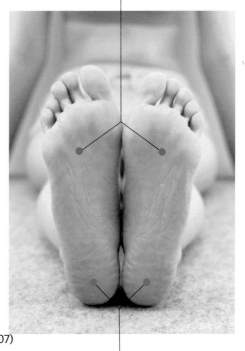

용천(湧泉)㉕
냉체질(p.52)
부종(p.56)

태충(太衝)㉓
눈의 피로(p.64)
어깨결림(p.68)
현기증(p.80)
스트레스·초조함(p.92)
과식·거식증(p.97)
생리통(p.102)
갱년기장애(p.106)
월경전 증후군<PMS>(p.107)
모발건강(p.118)

족임읍(足臨泣)㉔
냉체질(p.52)

실면(失眠)㉖
불면증(p.82)

몸통/등의 혈자리는 등뼈와 허리선의 위치를 기준으로 찾아냅니다. 혼자서 찾기 힘들거나 뜸뜨기 어려울 때는 타인의 도움을 받는 것도 하나의 방법입니다. 온구를 사용해도 좋습니다.

몸통/등

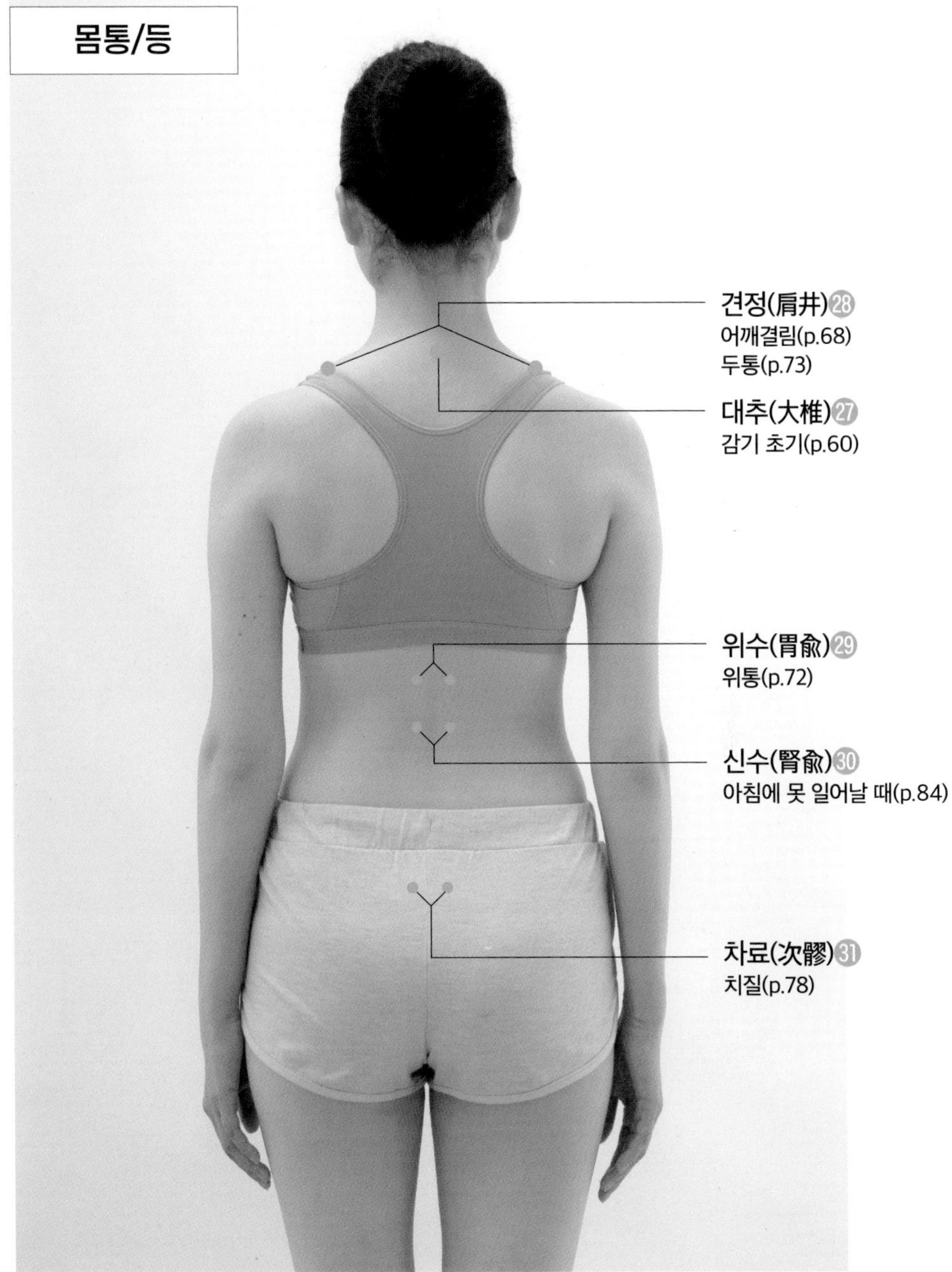

알아두면 유용한 만능 혈자리

어느 혈자리부터 시작해야 할지 잘 모르겠다면 먼저 여러 증상에 효능이 있는 혈자리부터 뜸을 떠보도록 합니다. 이들은 찾기 쉽고 효과가 뛰어난 만능 혈자리입니다.

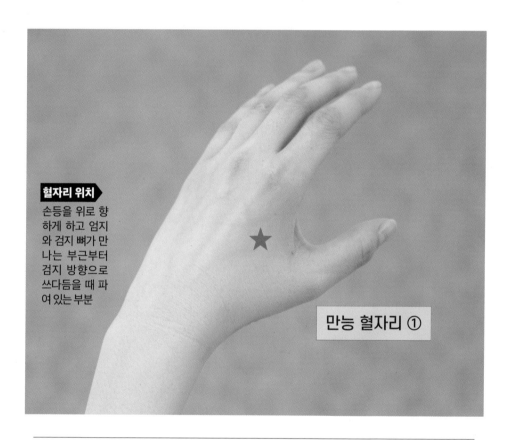

합곡(合谷)

적응 증상들

- ㅇ몸의 부종 ㅇ감기 초기 ㅇ눈의 피로
- ㅇ화분증·알레르기 ㅇ복통·설사 ㅇ생리통
- ㅇ피부미용 ㅇ얼굴축소·리프팅·주름개선·팔자주름

기타

다양한 전신 증상들을 치료

손등에서 검지와 엄지 사이의 움푹 파인 부분인 '합곡'은 몸의 부종, 눈의 피로, 복통, 리프팅 등 전신의 다양한 증상에 효과가 있는 대표적인 만능 혈자리입니다. 합곡은 대장경(大腸經) 기관에 작용하여 전신 증상에 효과를 발휘합니다. 혈자리 위치 또한 찾아내기 쉽고 뜸을 뜨기 쉽다는 장점도 있습니다. '면목(얼굴)의 질병은 합곡에다 뜸을 뜬다'라는 말처럼 얼굴의 여드름이나 종기 등에도 효과가 있습니다.

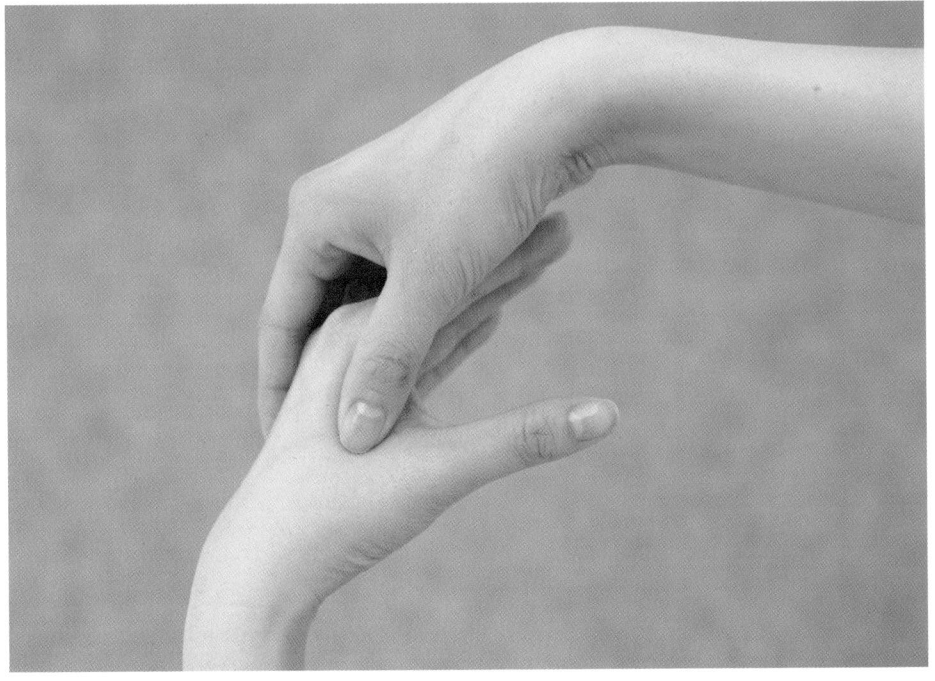

찾는 요령

한쪽 손을 다른 한쪽 손으로 덮었을 때 엄지손가락이 닿는 위치이다.
쓰다듬듯이 만질 때 움푹 파여 있는 곳이다.

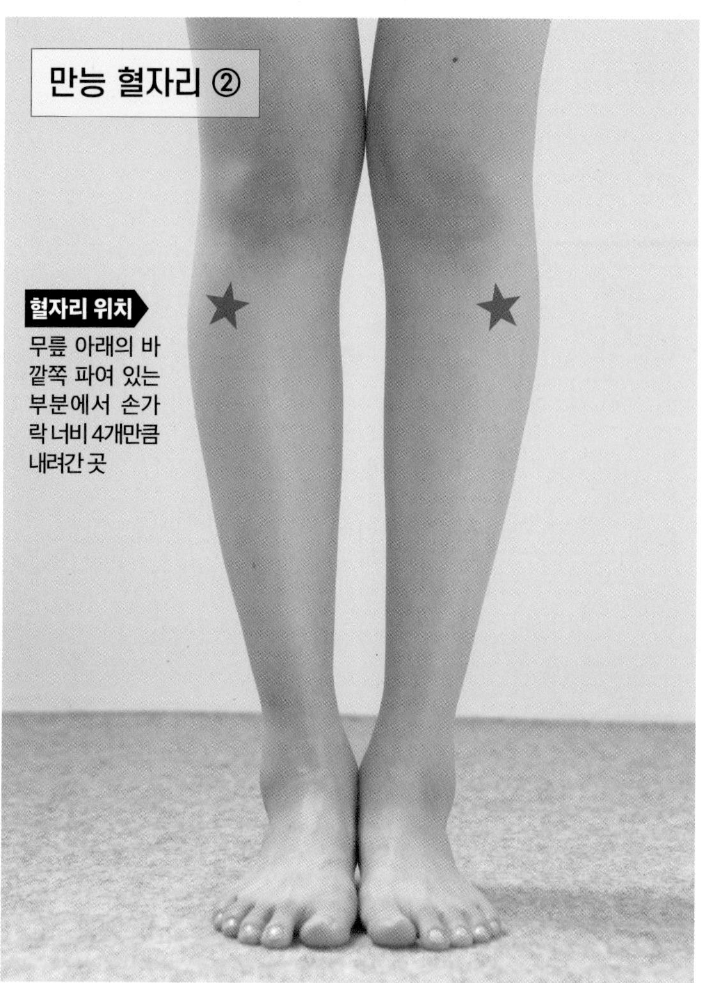

만능 혈자리 ②
혈자리 위치
무릎 아래의 바깥쪽 파여 있는 부분에서 손가락 너비 4개만큼 내려간 곳

족삼리(足三里)

적응 증상들

○부종
○화분증・알레르기
○아침에 못 일어날 때
○식욕부진・소화불량
○치질
○과식・거식증
기타

복부와 위장 증상에 좋은 만능 혈자리

'족삼리'는 다리에 있는 여러 혈자리 중에서도 매우 다양한 증상에 효과가 있습니다.

위장계통의 기관에 작용하여 식욕부진·소화불량, 구토 등을 완화하고 소화기능을 증진하는 효과가 있습니다. 그뿐만 아니라 내장의 기능 저하에도 효과가 있는 것으로 알려져 있습니다.

'족삼리'는 막히기 쉬운 '기'와 '수'의 흐름을 원활하게 하고 몸의 활력을 북돋아 줍니다. '족삼리'처럼 다리에 있는 혈자리에 뜸을 뜰 때는 앉아서 뜨는 것이 좋습니다.

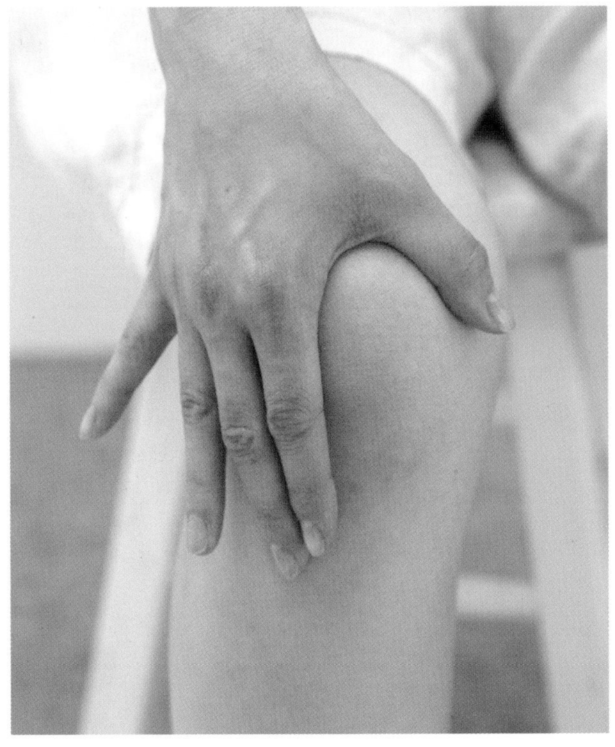

찾는 요령

무릎을 손바닥으로 감싸듯이 잡고 중지를 폈을 때 손가락 끝이 닿는 부분에 있다.

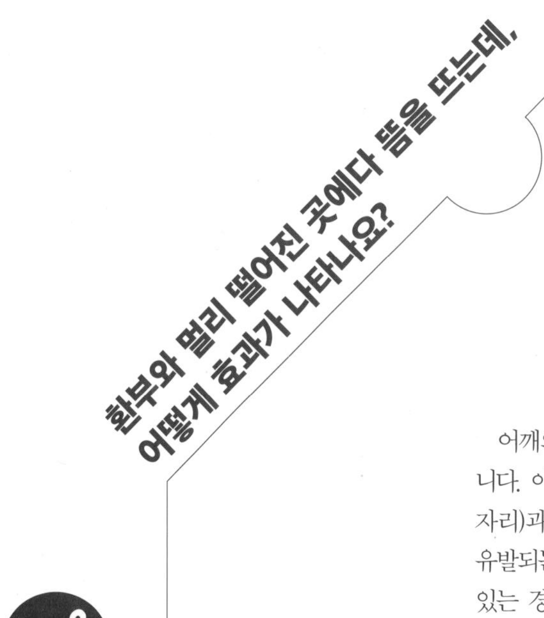

환부와 멀리 떨어진 곳에다 뜸을 뜨는데, 어떻게 효과가 나타나요?

칼럼 2

뜸에서는 손이나 다리에 있는 여러 혈자리를 활용합니다. 예를 들어 허리가 아플 때 좋은 혈자리로써 이 책에서는 곤륜과 양릉천, 승산과 같은 다리의 혈자리를 소개하고 있습니다(70~71페이지). 그런데 허리가 아픈데 허리 또는 그 근처의 혈자리에 뜸을 뜨는 게 훨씬 효과적이지 않을까…? 이런 생각이 들 수도 있을 것입니다.

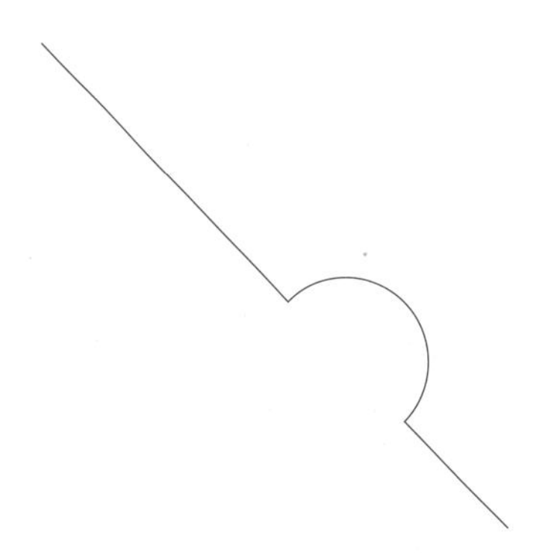

어깨의 통증은 팔의 '틀어짐'에서 비롯됩니다. 이처럼 틀어짐의 원인이 되는 부분(혈자리)과 그 틀어짐의 영향을 받아 통증이 유발되는 부분(환부)은 거리상 멀리 떨어져 있는 경우가 대부분입니다. 혈자리와 환부는 경락으로 연결되어 있습니다. 환부에 직접 뜸을 떠서 통증을 완화하는 것도 물론 가능하지만 틀어짐의 원인이 된 혈자리에 뜸을 뜨는 것이 틀어짐 그 자체가 풀리면서 보다 효과적으로 통증을 경감시킬 수 있습니다. 즉 증상만 치료하는 것이 아니라 통증의 원인까지 제거할 수 있는 것이죠.

게다가 환부와 떨어져 있는 혈자리를 찾아내는 것은 통증을 느끼는 위치에만 집중되어 있었던 기를 분산시킬 수 있습니다. 증상이 없는 곳에 의식을 옮기기만 해도 불편감은 훨씬 줄어듭니다. 어깨결림에 효과가 있는 혈자리인 팔의 소해를 찾아내는 것만으로도 어깨의 증상이 한결 가벼워질 수 있습니다.

환부와 멀리 떨어진 위치에서 증상과 원인을 치료하는 뜸은 이처럼 매우 효율적인 자가치료법입니다.

증상별 뜸의 혈자리

사소한 불편 증상들

몸 상태가 그리 좋은 것은 아니지만
그렇다고 병원까지 갈 정도는 아닌,
이때가 바로 뜸을 떠야 할 때입니다.
체내를 순환하는
기·혈·수의 흐름을 개선하여
여러 불편한 증상들을 치료할 수 있습니다.

냉체질

냉체질은 여러 가지로 불편한 증상들을 유발

이처럼 냉체질은 '만병의 근원'으로 알려져 있으며, 그 원인은 신기(腎氣)의 쇠약과 내장기능의 저하, 자율신경 난조 등입니다. 신기는 몸의 활동력과 원기의 근원입니다. 차가운 기운은 신을 공격하므로 저항력을 떨어뜨려 몸의 질병을 유발합니다. 몸 전체가 냉해지고 외부의 냉기가 몸에 들어가 내장기능이 저하되면 몸을 따뜻하게 하는 기가 생성되지 못하면서 여러 불편한 증상들을 일으킵니다. 아래의 점검표로 자신에게 해당하는 냉체질 타입을 감별하여 자신에게 맞는 혈자리를 찾아서 뜸을 떠보기 바랍니다.

● 효과가 있는 기타 혈자리
Ⓐ타입 ④관원, ㉚신수/Ⓑ타입 ⑯삼음교/Ⓒ타입 ㉕용천, ⑯삼음교, ⑰태계, ③천추, ⑱조해(손발은 차가운데 열감이 머리로 올라오는 느낌이 들 때)

냉체질의 종류 감별하기

다음 Ⓐ~Ⓒ의 '냉체질 타입'의 체크 항목을 읽고 자신에게 해당하는 항목을 체크하기 바랍니다. 체크 항목이 많은 타입이 바로 자신의 '냉체질 타입'입니다. 타입이 중복되는 경우도 있습니다.

Ⓐ 노화와 피로 때문에 몸 전체가 냉해지는 경우

체크 항목

- □ 하반신이 차갑게 느껴진다.
- □ 하반신이 무겁고 쉽게 냉해진다.
- □ 허리나 다리에 통증이 있다.
- □ 화장실을 자주 간다.
- □ 하반신이 잘 붓는다.
- □ 나이 들면서 추위를 더 잘 탄다.
- □ 잠드는 데 시간이 걸리거나 수면시간이 짧다.
- □ 만성적인 수면 부족 또는 피로감을 느낀다.
- □ 만성 질환이 있다.

Ⓑ 주변이 추워지면 바로 몸이 냉해지는 경우

체크 항목

- □ 어깨나 목덜미가 시리다.
- □ 에어컨이 켜진 환경에서 일한다.
- □ 에어컨 바람이 싫다.
- □ 옷을 얇게 입는 편이다.
- □ 운동 부족이다.
- □ 샌들이나 미니스커트를 자주 입는 편이다.
- □ 찬 음료를 자주 마신다.
- □ 날 음식이나 익히지 않은 채소를 자주 먹는다.
- □ 땀을 잘 안 흘린다. 목욕은 샤워로 끝내는 경우가 대부분이다.

Ⓒ위장이 약해서 냉해지는 경우

체크 항목

- □ 위장이 약하다.
- □ 식사가 불규칙하다.
- □ 아랫배가 차다.
- □ 잦은 설사
- □ 소화가 잘 안 되는 편이다.
- □ 찬 음료수나 음식을 자주 먹는 편이다.
- □ 복통
- □ 빈혈이 있다.
- □ 몸이 잘 붓는다.

혈자리1 Ⓐ 타입
별칭<여성을 위한 혈자리>

⑯ 삼음교(三陰交)

내장기능을 향상시켜 혈액의 흐름을 원활하게 하여 증상을 개선하는 혈자리입니다. 특히 여성 특유의 여러 증상에 잘 들어서 '여성을 위한 혈자리'라고도 불립니다. Ⓐ뿐만 아니라 Ⓑ, Ⓒ타입의 냉체질 증상에도 효과가 좋습니다.

혈자리 위치

안쪽 복사뼈 중앙에서 손가락 너비 4개 정도 위에 있다. 몸 안쪽 피부는 바깥쪽보다 얇으므로 화상에 주의할 것

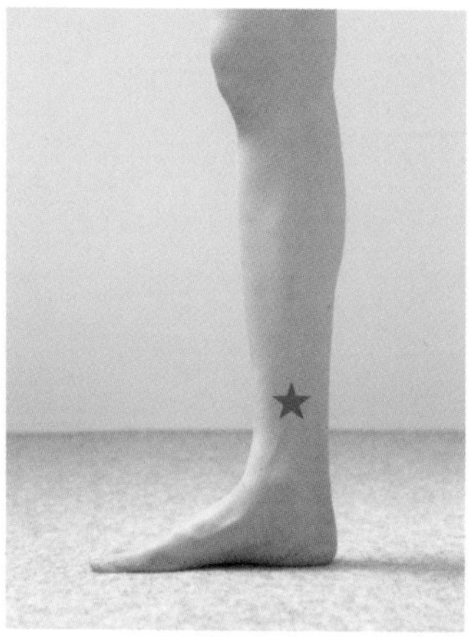

찾는 요령

뼈 뒤편을 누르면 압통이 느껴짐

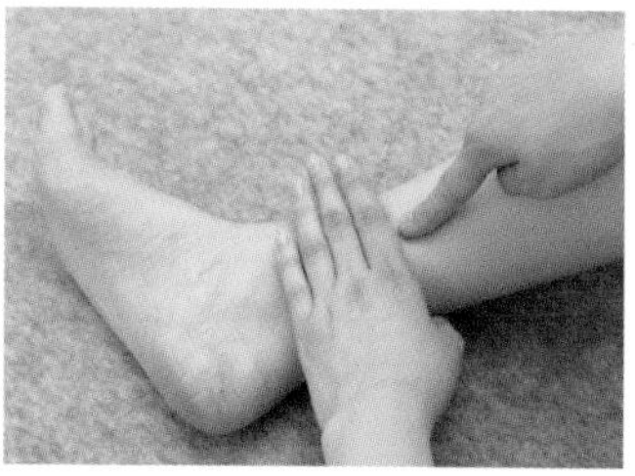

혈자리2 Ⓑ타입
에너지가 샘솟는 혈자리

㉕ 용천(湧泉)

생식기, 비뇨기 계통을 관장하며 냉체질의 특효 혈자리로도 불리는 용천은 생명의 원천을 다스리고 그 이름대로 샘솟는 에너지와 같은 활력을 몸에 제공하는 혈자리입니다. Ⓑ뿐만 아니라 Ⓒ타입에도 위력을 발휘합니다.

혈자리 위치

발가락 끝에서 발꿈치 길이의 약 1/3 위치의 파여 있는 부분에 있다.

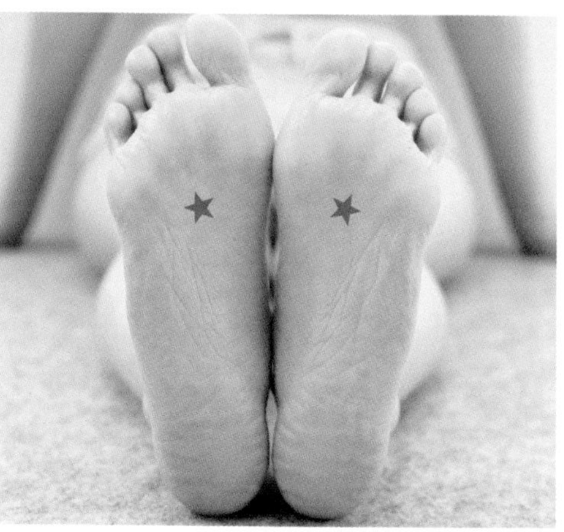

찾는 요령

발바닥을 안으로 구부려서 엄지로 만질 때의 파여 있는 부분

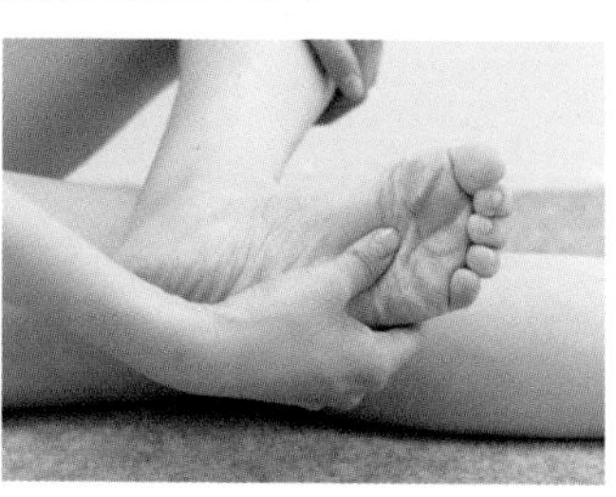

혈자리 위치

안쪽 복사뼈와 아킬레스건 중간의 파여 있는 곳

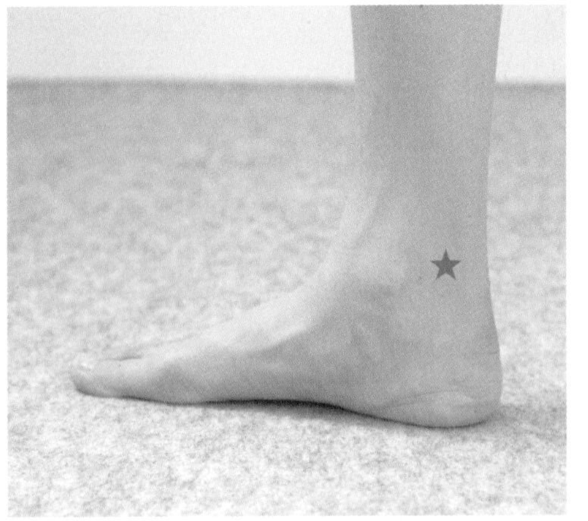

혈자리3 Ⓑ타입

신기능을 회복시킨다

⑰ 태계(太溪)

태계는 신장으로 통하는 신경(腎經)이라는 경락에 있는 혈자리입니다. 자극하면 신기능에 에너지를 불어넣습니다. Ⓑ 이외에 Ⓒ타입이나 얼굴이나 머리로만 열이 올라가는 '냉체질'에도 효과가 있습니다.

찾는 요령

만졌을 때 그 부분만 차갑거나 습기가 느껴진다.

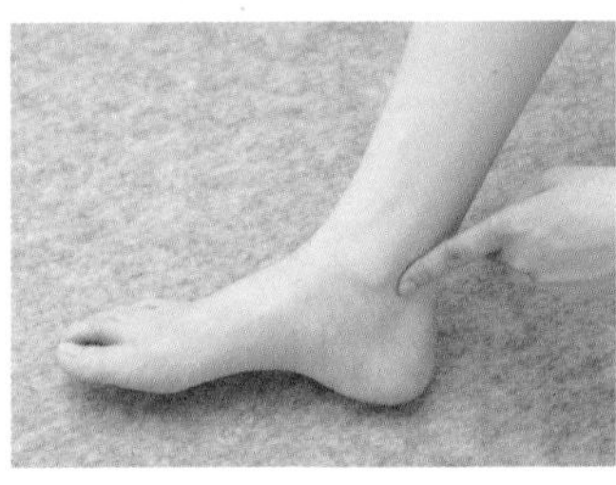

혈자리 위치

무릎 아래로 바깥쪽을 쓰다듬을 때 만져지는 튀어나온 둥근 뼈 바로 밑에 있다.

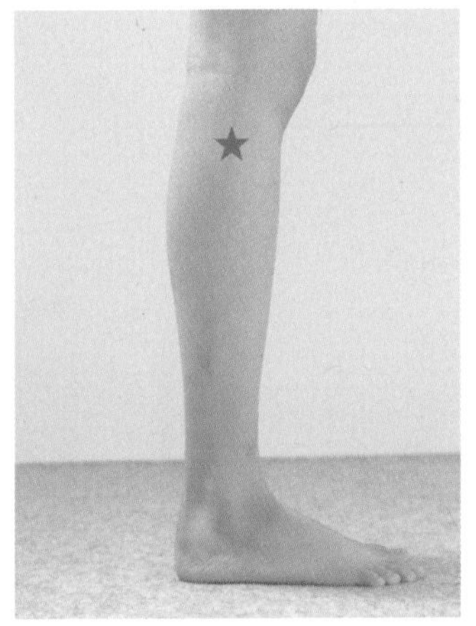

혈자리4 Ⓑ타입

대사를 증진시킨다

⑭ 양릉천(陽陵泉)

추운 데 오래 있거나 찬 음료를 마시고 몸이 냉해졌을 때, 대사를 증진시키는 양릉천으로 몸을 따뜻하게 하는 힘을 회복시킬 수 있습니다. 추위로 인한 어깨 뭉침에도 효과가 있습니다.

찾는 요령

손가락으로 혈자리를 누르면서 발등을 안쪽으로 움직이면 둥근 뼈가 움직이는 게 보이는데 그 뼈 바로 밑에 있다.

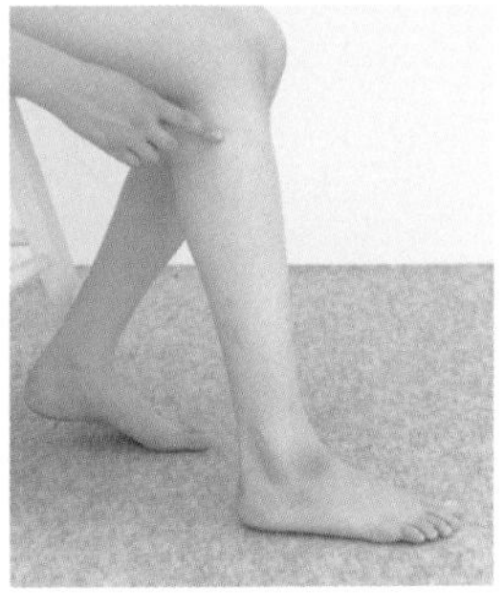

혈자리 위치

배꼽에서 손가락 너비 5개 위로 올라간 부위에 있다. 위장의 정중앙에 해당하는 위치로 알려져 있다.

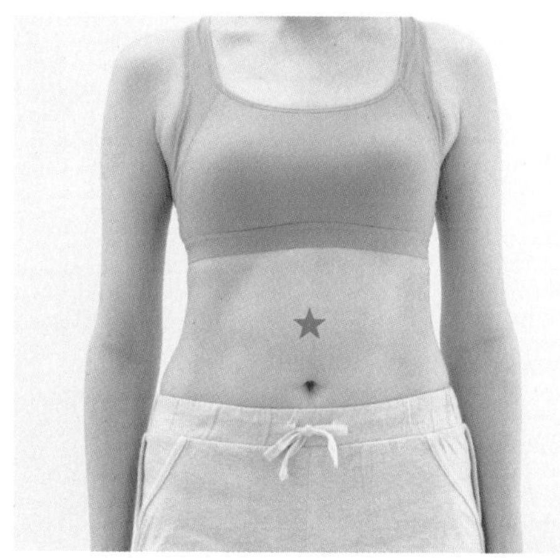

혈자리5 ©타입

위장을 따뜻하게 하는 혈자리

❷ 중완(中脘)

냉체질은 위장이 허약해져 몸을 따뜻하게 하는 기능이 저하된 상태입니다. 이 경우 위장기능을 회복시키고 내장을 따뜻하게 하는 중완에 뜸을 떠보기 바랍니다. 위장기능이 회복되어 대사기능이 향상되면서 몸이 따뜻해집니다.

찾는 요령

명치끝과 배꼽의 중간 지점을 기준으로 하여 그 주변을 쓰다듬으며 찾는다.

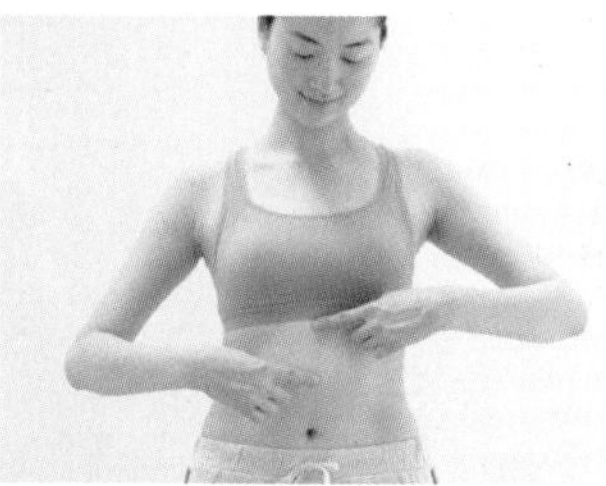

혈자리 위치

발등에서 넷째 발가락과 새끼발가락 뼈가 만나는 지점

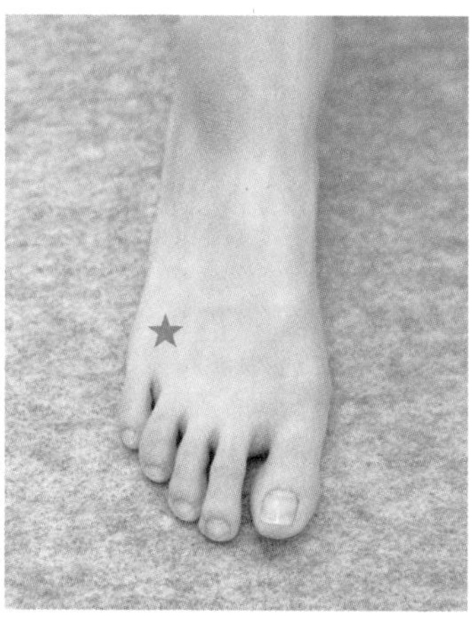

혈자리6 ©타입

허리부터 아래가 시린 냉체질에 효과적

㉔ 족임읍(足臨泣)

허리부터 아래가 마치 냉수에 들어가 있는 것처럼 차갑게 시린 증상에는 족임읍에 뜸을 떠보기 바랍니다. 냉체질로 인해 생기는 근육의 통증에도 좋습니다.

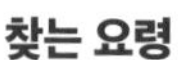

찾는 요령

발의 넷째 발가락과 새끼발가락의 뼈와 뼈가 만나는 바로 앞에 파여 있는 부분을 찾을 수 있음

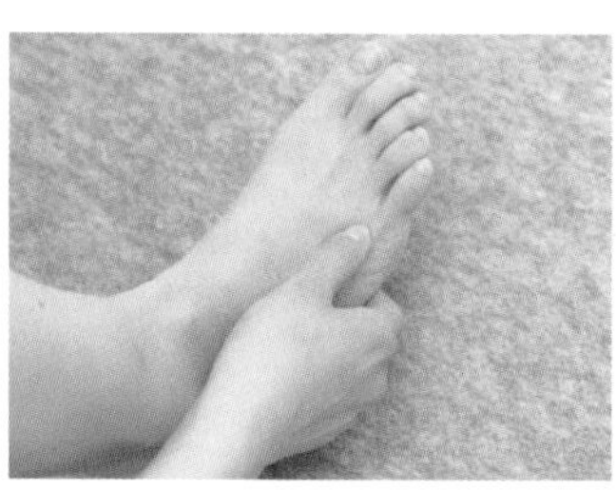

몸의 부종

체내 수분량을 조절하는 기능과 물을 수송하는 힘을 강화시켜야

몸밖으로 배출되는 여분의 수분이 세포 내에 쌓이는 상태가 부종입니다. 몸의 수분량을 조절하는 기능이 저하되어 체내에 수분을 운반하거나 몸밖으로 배출하는 힘이 떨어진 상태입니다. 그 이외에 신장이나 방광의 기능 저하, 감기 등으로 인한 폐기능 저하, 차가운 음식이나 수분 과다섭취도 부종의 원인이 됩니다. 발한을 촉진하거나 수분 대사를 향상시키면 부종은 개선됩니다.

단, 심한 부종이나 만성 부종은 다른 질환이 숨어 있을 가능성이 있으므로 의사의 진찰을 받아보기 바랍니다.

● 효과가 있는 기타 혈자리
⑲태백, ⑰태계

부종의 종류 감별하기

뜸이 효과를 발휘하는 부종에는 두 타입이 있습니다. 하나는 '일시적인 부종' 또 하나는 '체력 저하에 따른 부종'입니다. 먼저 자신의 부종 타입과 원인을 파악하도록 합니다.

Ⓐ 일시적인 부종	Ⓑ 체력 저하에 따른 부종
체크 항목 ☐ 수분이나 염분을 과다하게 섭취하고 있다. ☐ 몸을 차게 하는 음식이나 음료를 많이 섭취하는 편이다. ☐ 계속 앉아 있거나 계속 서 있는 등 똑같은 자세로 있는 시간이 많다. ☐ 호르몬의 영향(여성은 생리를 시작하기 전의 약 1주일 동안 호르몬 농도의 영향으로 붓는 경우가 많음)	**체크 항목** ☐ 쉽게 피곤해지며 회복이 더디다. ☐ 체력이 떨어져 있다. ☐ 추위를 많이 타며 손발이 차다. ☐ 운동 부족으로 신진대사가 저하되어 있는 느낌이다.

혈자리 위치

안쪽 복사뼈 중앙에서 손가락 너비 4개 정도 위에 있다. 몸 안쪽 피부는 바깥쪽보다 얇으므로 화상에 주의할 것

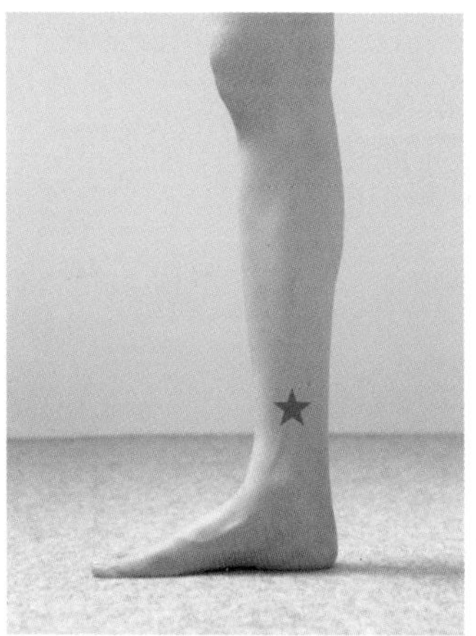

혈자리1 ⒶⒷ타입
혈액순환을 촉진하고 수분의 흐름을 개선

⑯ 삼음교(三陰交)

삼음교는 혈액순환을 촉진하고 신진대사를 높이는 여성에게 매우 좋은 혈자리입니다. 혈액순환이 개선되면 몸속에 쌓인 수분과 노폐물의 배출이 원활해집니다.

찾는 요령

뼈 뒤편을 누르면 압통이 느껴짐

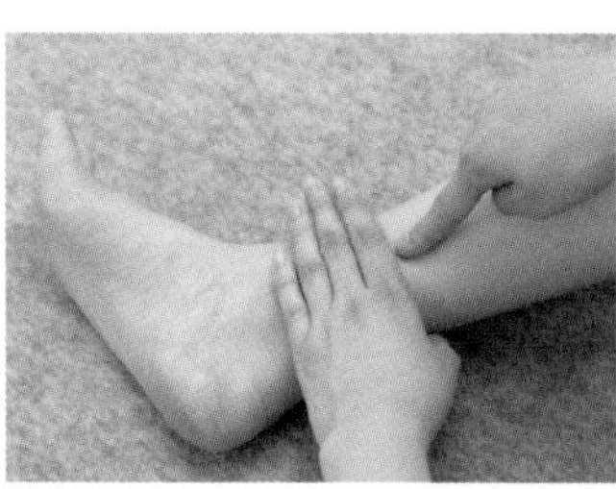

혈자리 위치

배꼽에서 손가락 너비 5개 위로 올라간 부위에 있다. 위장의 정중앙에 해당하는 위치로 알려져 있다.

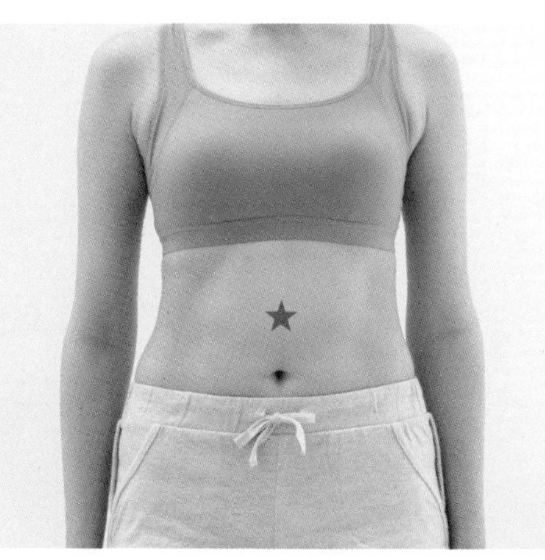

혈자리2 Ⓑ타입
위장의 기능을 돕는다

❷ 중완(中脘)

위장기능이 떨어지면 대사가 잘 이루어지지 않으므로 부종이 생깁니다. 중완을 자극하여 기능을 정상으로 회복시키는 것이 좋습니다. 대사가 원활해지면 체내 수분의 흐름이 개선됩니다.

찾는 요령

명치끝과 배꼽의 중간 지점을 기준으로 하여 그 주변을 쓰다듬으며 찾는다.

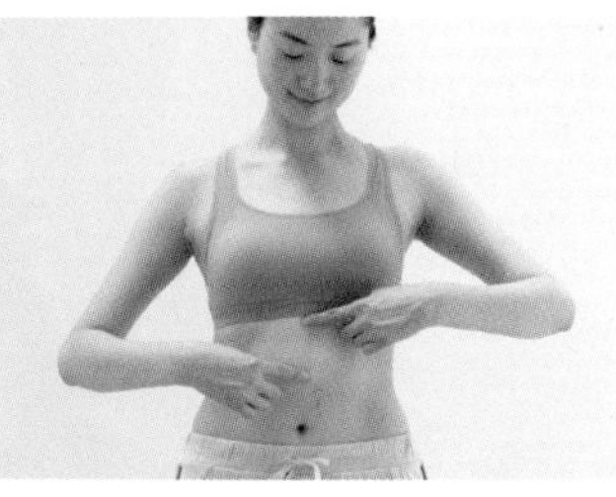

혈자리 위치

무릎 아래의 바깥쪽 파여 있는 부분에서 손가락 너비 4개만큼 내려간 곳

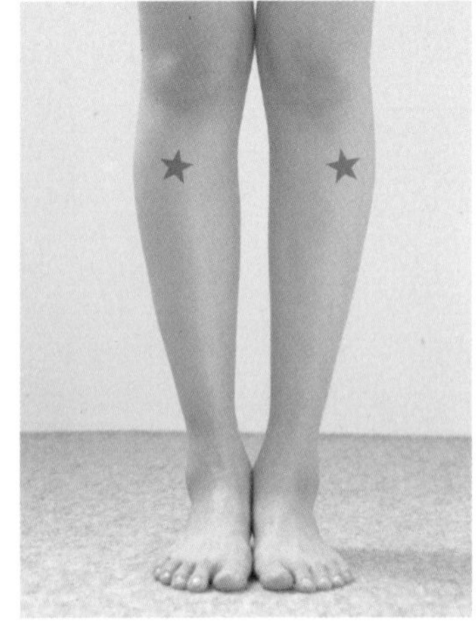

혈자리3　Ⓑ타입
몸에 원기를 불어넣는 혈자리

⑳ 족삼리(足三里)

부종은 물론 위장 등 내장의 부조(不調)에도 효과가 있으며 몸에 활력을 불어넣는 혈자리입니다. 정체된 '기'와 '수'의 흐름을 촉진시키고 부종을 해소합니다. 일본의 하이쿠 시인 마츠오 바쇼는 이 혈자리에 뜸을 뜨며 여행을 다녔다고 합니다.

찾는 요령

무릎을 손바닥으로 감싸듯이 잡고 중지를 폈을 때 손가락 끝이 닿는 곳에 있다.

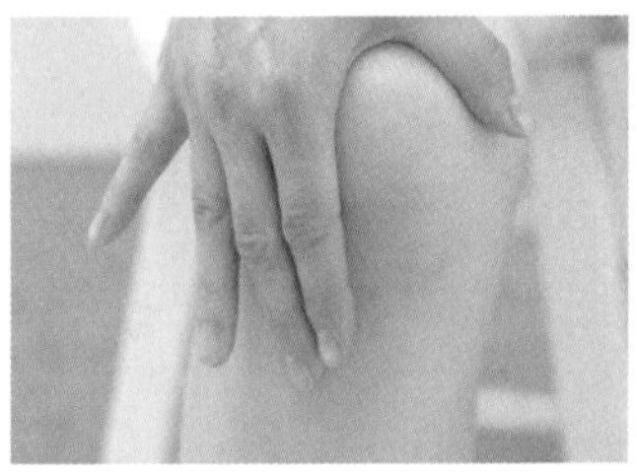

혈자리 위치

발가락 끝에서 발꿈치 길이의 약 1/3 위치의 파여 있는 부분에 있다.

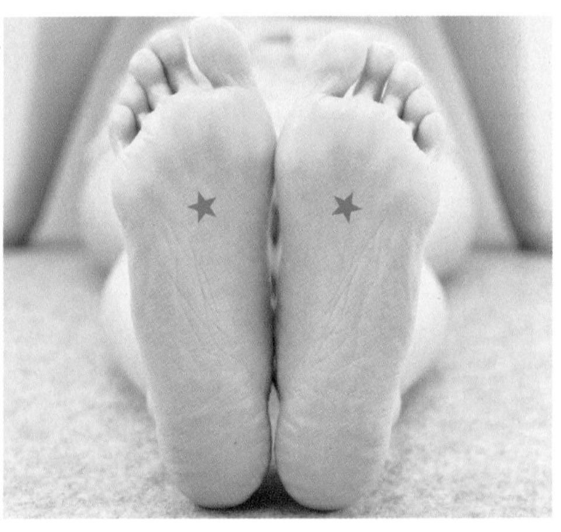

혈자리4　Ⓑ타입
전신에 기를 돌게 한다

㉕ 용천(湧泉)

'기'가 샘솟는 천이라는 뜻을 지닌 혈자리입니다. 체력이 떨어져 있을 때 위력을 발휘하며 온몸에 기를 돌게 하여 신진대사를 활발하게 촉진합니다. 몸에 활력이 넘치면 몸은 절대로 붓지 않습니다.

찾는 요령

발바닥을 안으로 구부려서 엄지로 만질 때의 파여 있는 부분

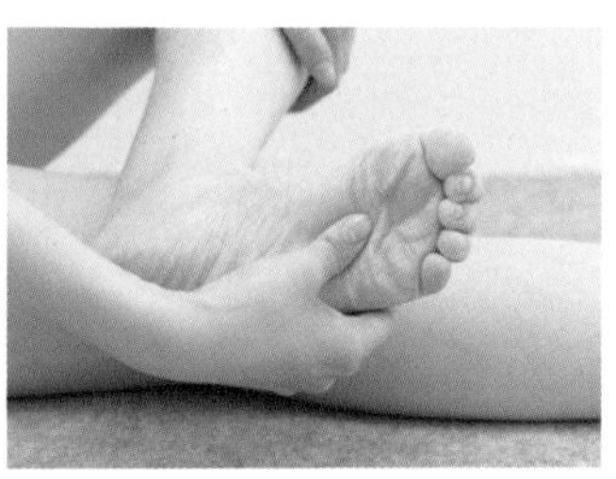

혈자리 위치

손등을 위로 향하게 하고 엄지와 검지 뼈가 만나는 부근부터 검지 방향으로 쓰다듬을 때 파여 있는 부분

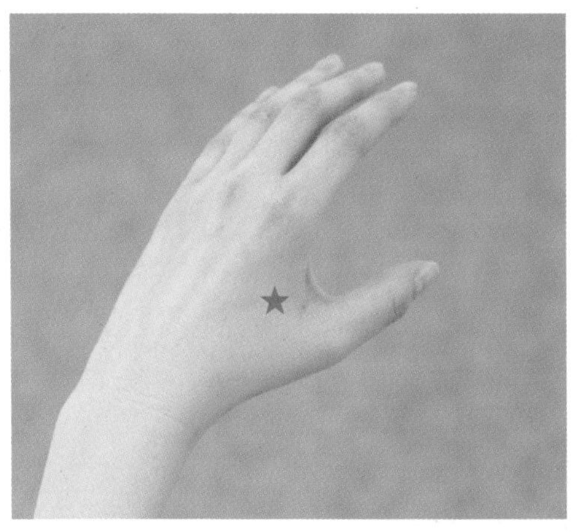

혈자리5 Ⓐ타입
몸의 기초대사를 활성화

⑫ 합곡(合谷)

합곡은 다양한 몸의 불편한 증상들을 개선해 주는 혈자리입니다. 여분의 에너지를 연소하고 체내에 쌓이기 쉬운 수분과 노폐물의 배출을 촉진하는 등 '대사'에 강하게 영향을 미치는 든든한 혈자리입니다.

찾는 요령

엄지와 검지의 뼈가 만나는 부근의 파여 있는 부분. 누르면 시원한 느낌의 압통이 느껴짐

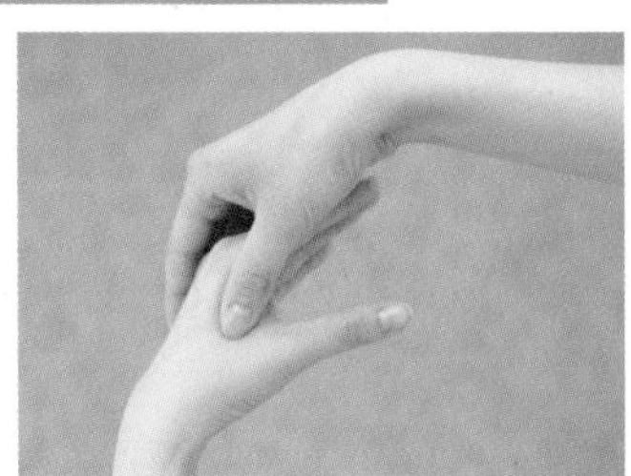

혈자리 위치

손등을 위로 향하게 하고 넷째 손가락과 새끼손가락의 뼈 사이를 손목 방향으로 손끝으로 쓰다듬을 때 파여 있는 부분

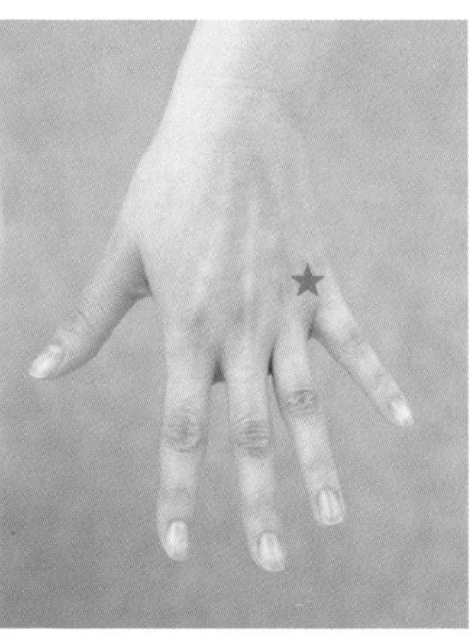

혈자리6
수분 조절기능에 작용

⑬ 중저(中渚)

폐 또는 '신'기능이 떨어지면 체내에 수분이 쌓이면서 부종이 생깁니다. 중저는 약해진 수분대사를 촉진시킵니다. 손등에 있어서 찾기 쉬운 것도 장점입니다.

찾는 요령

주먹을 쥐었을 때 넷째 손가락과 새끼손가락의 관절 사이의 파여 있는 곳을 기준으로 압통이 느껴지는 부분

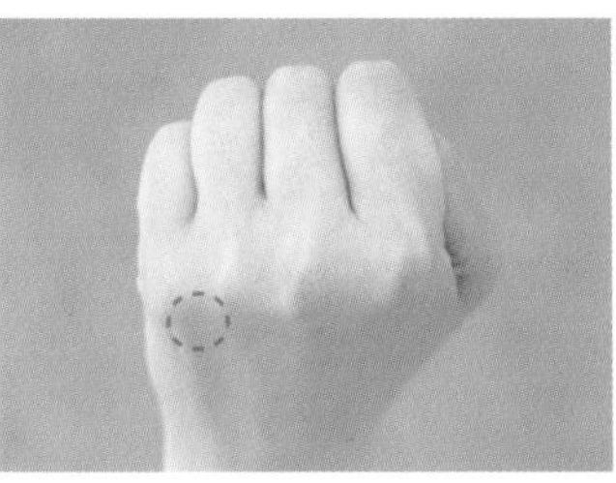

감기 초기

감기의 원인이 되는 몸속의 냉기를 퇴치

감기나 독감 바이러스는 춥고 건조한 계절에 활동이 활발해집니다. 따라서 겨울뿐만 아니라 에어컨을 트는 한여름에 유행하기도 합니다.

한방에서는 감기를 목이나 어깨를 통해 '한사(寒邪)'와 '풍사(風邪)'와 같은 사기(邪氣)가 들어온 상태로 봅니다. '풍사는 만병의 근원'이라고 하는데 감기 초기에 이러한 사기들을 퇴치하는 것이 중요합니다. 호흡기계의 수분대사를 개선하고 몸을 따뜻하게 하여 기를 잘 돌게 하면 몸의 컨디션이 빨리 회복될 수 있습니다.

● 효과가 있는 기타 혈자리
⑰태계, ⑭양릉천

혈자리 위치

목 뒤쪽의 크게 튀어나온 뼈의 바로 아래

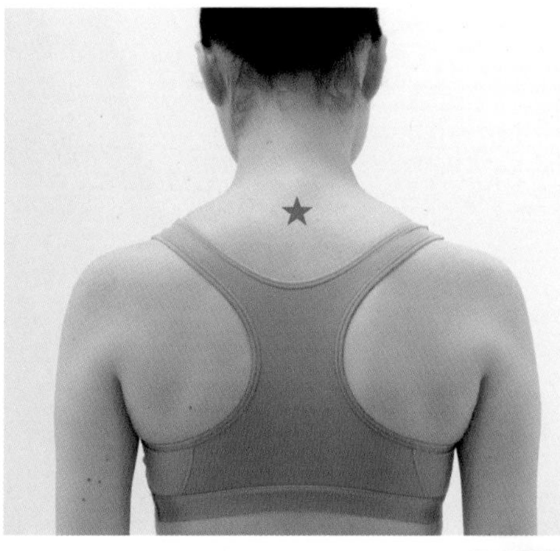

혈자리1
몸에 양의 기운을 불어넣는다

㉗대추(大椎)

손발로 뻗어 나가는 경락과 만나는 대추는 몸에 양의 기운을 불어넣어 사기를 내쫓는 혈자리입니다. 오한이 느껴지면 가장 먼저 자극해야 할 지점입니다. 감기 '예방'에 효과가 뛰어납니다.

찾는 요령

턱을 당겨서 머리를 앞으로 숙일 때 목 뒤로 튀어나온 뼈의 바로 아래에 있음

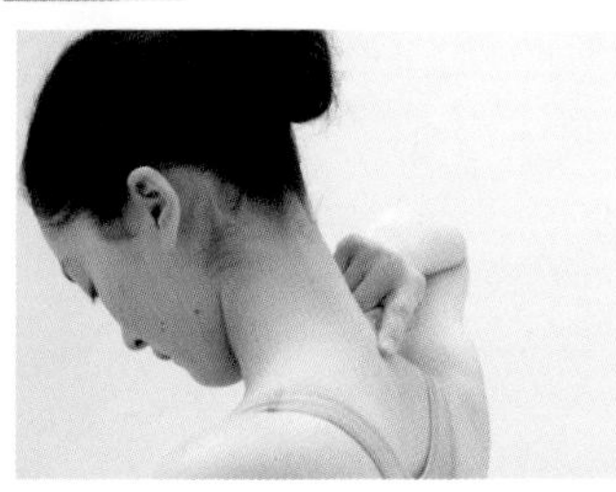

혈자리 위치

손등을 위로 향하게 하고 엄지와 검지 뼈가 만나는 부근부터 검지 방향으로 쓰다듬을 때 파여 있는 부분

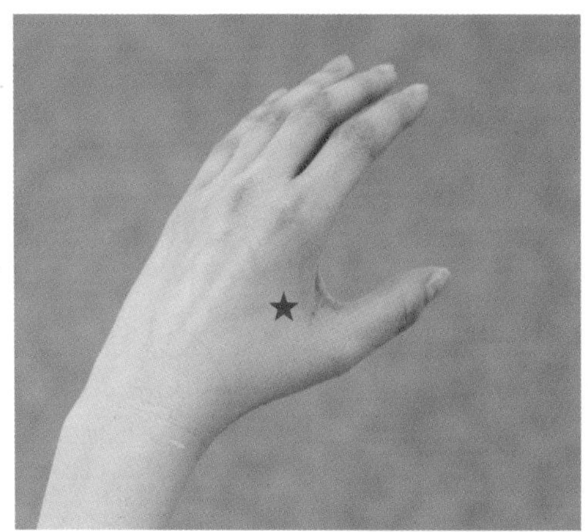

혈자리2
저항력을 향상시킨다

⑫ 합곡(合谷)

만능 혈자리인 합곡은 폐기능을 개선하여 감기 초기에 효과가 있습니다. 온몸의 저항력을 높이고 기의 순환을 촉진합니다. 사기를 쫓아내어 감기가 심해지지 않게 하는 든든한 혈자리입니다.

찾는 요령

엄지와 검지의 뼈가 만나는 부근의 파여 있는 부분. 누르면 시원한 느낌의 압통이 느껴짐

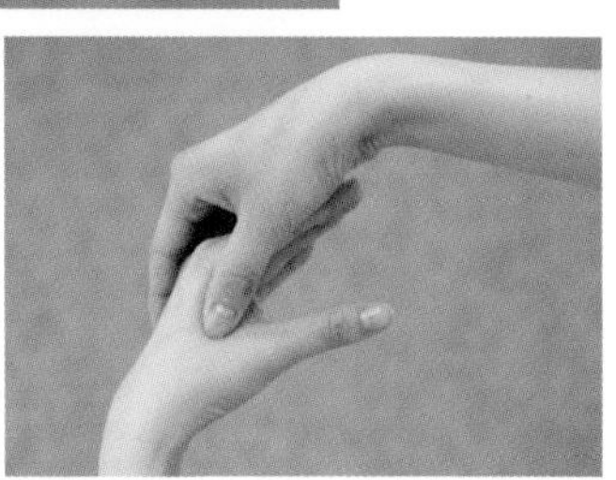

혈자리 위치

손목 안쪽에 생기는 엄지 쪽 가로 주름. 맥박이 뛰는 지점

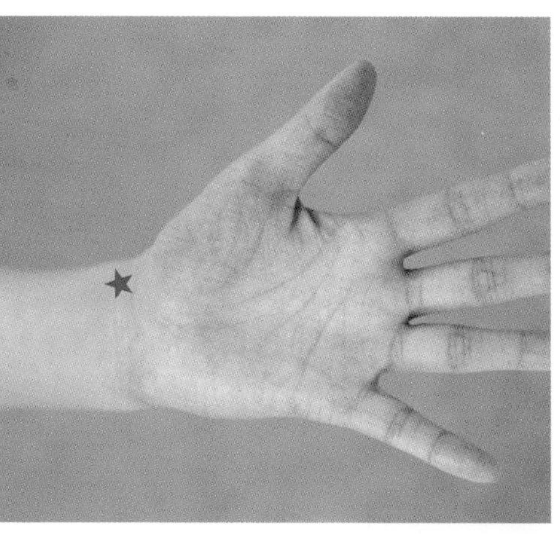

혈자리3
기침이 심할 때

⑪ 태연(太淵)

태연은 천식이나 화분증에도 효과가 있는 혈자리입니다. 폐기능을 향상시키고 호흡기계 증상을 개선합니다. 목의 통증과 기침을 가라앉히고 콧물에도 효과가 있습니다. 쿨럭거리기 시작하면 바로 태연에 뜸을 떠보기 바랍니다.

찾는 요령

엄지 쪽 가로 주름 부위를 손가락으로 쓰다듬을 때 맥박이 느껴지는 부분이 태연이다.

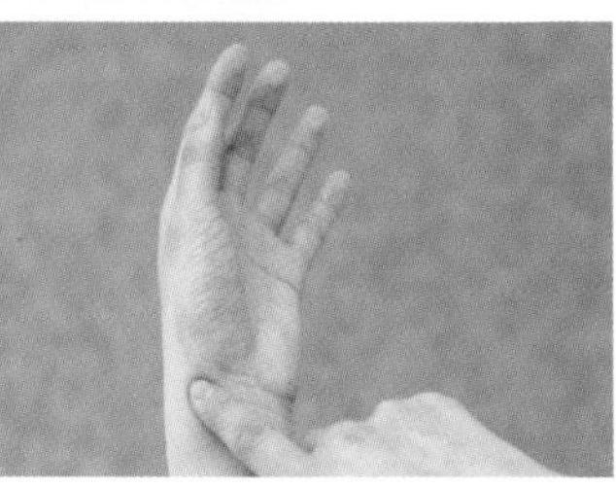

식욕부진•소화불량

건강한 위장은 활력이 넘치는 몸을 만든다

좋아하는 음식을 눈앞에 두고도 식욕이 생기지 않는 식욕부진은 차가운 음식을 너무 많이 먹거나 폭음폭식처럼 불규칙한 식생활로 인해 일어납니다. 소화가 잘 안 되어 위장이 더부룩한 증상은 몸의 냉기와 위하수, 위장 속의 수분과다 등이 그 원인입니다. 소화기능을 자극하거나 내장을 따뜻하게 하면 증상이 개선됩니다.

살아가는 데 있어서 먹는 것은 생명의 원천이므로 매우 중요합니다. 매일 맛있게 식사하는 것은 삶의 즐거움이자 큰 행복입니다. 뜸으로 위장 건강을 잘 지키기 바랍니다.

● 효과가 있는 기타 혈자리
㉙위수, ⑥곡지, ⑯삼음교

혈자리 위치

무릎 아래의 바깥쪽 파여 있는 부분에서 손가락 너비 4개만큼 내려간 곳

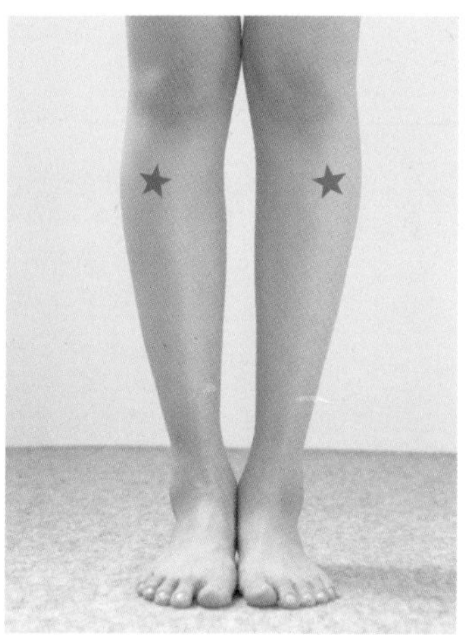

혈자리1
위장의 불편한 증상에 효과

⑳족삼리(足三里)

만능 혈자리인 족삼리는 소화기능을 향상시켜 떨어진 소화 및 배설작용을 원활하게 만듭니다. 소화불량이나 구토, 설사, 변비 등의 증상에 효과가 있습니다.

찾는 요령

턱무릎을 손바닥으로 감싸듯이 잡고 중지를 펼 때 손가락 끝이 닿는 부분에 있다.

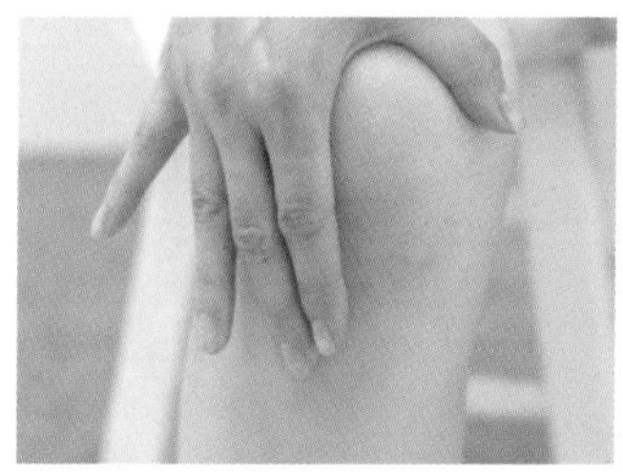

혈자리 위치

엄지발가락 옆쪽의 뿌리 뼈 부근에 있음. 튀어나온 뼈 바로 아래의 파여 있는 곳을 기준으로 찾는다.

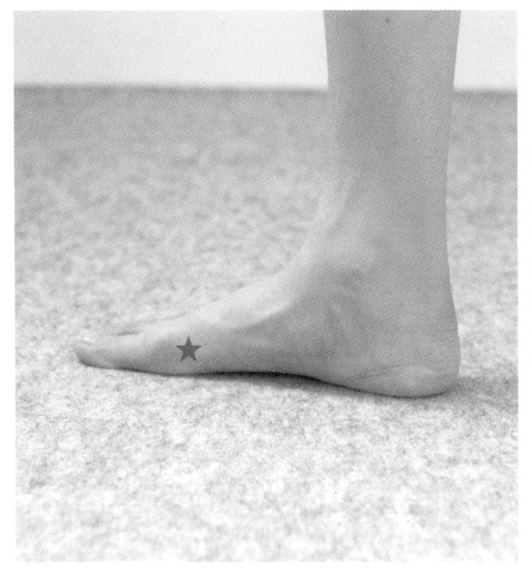

혈자리2
장의 상태를 개선한다

⑲ 태백(太白)

소화불량이나 팽만감 외에 설사나 변비 등에도 효과가 있는 혈자리입니다. 위장에 작용하여 장의 상태를 개선합니다. 혈의 흐름을 원활하게 개선하는 작용도 있습니다.

찾는 요령

엄지발가락 측면을 부드럽게 쓰다듬어보면 파여 있는 곳을 찾을 수 있다.

혈자리 위치

배꼽에서 손가락 너비 5개 위로 올라간 부위에 있다. 위장의 정중앙에 해당하는 위치로 알려져 있다.

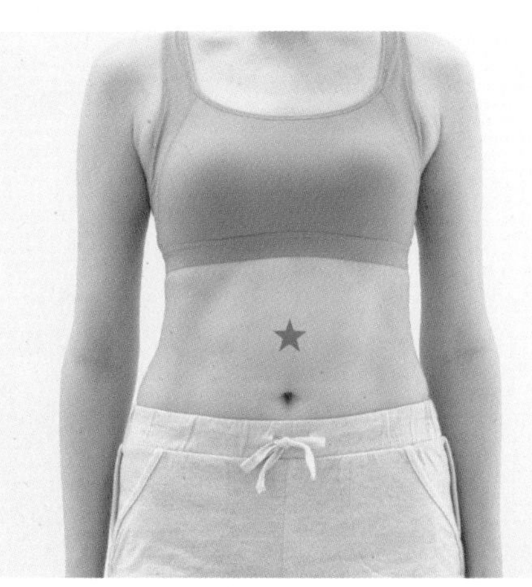

혈자리3
식욕 증진에 효과적

❷ 중완(中脘)

위장 장애에 잘 듣는 혈자리입니다. 소화기계 기능을 개선하여 건강 유지와 식욕 증진에 도움을 줍니다. 식욕부진 외에 과음으로 인한 소화불량 증상에도 효과적입니다.

찾는 요령

명치끝과 배꼽의 중간 지점을 기준으로 하여 그 주변을 쓰다듬으며 찾는다.

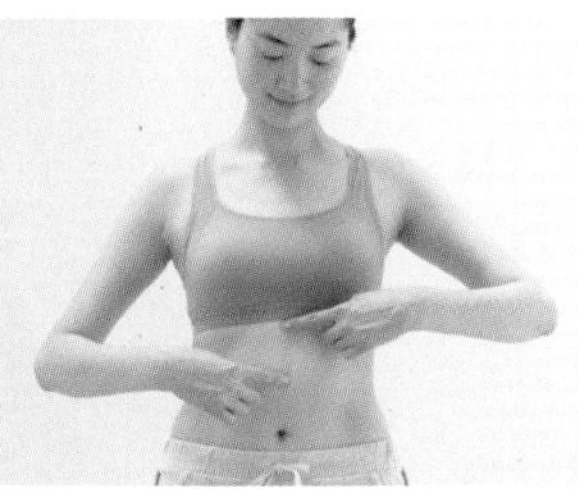

눈의 피로

어깨결림 등 눈 이외의 문제가 원인일 수도

현대인들은 PC나 스마트폰 등 작은 화면을 장시간 들여다보는 일이 많습니다. 눈의 피로는 눈의 조절기능 저하나 어깨결림 등 눈이 아닌 다른 원인이 관련되어 있을 가능성도 있습니다. 사물을 집중해서 보다 보면 눈 주위의 근육이 긴장되어 혈액순환이 나빠지거나 조절기능이 떨어지며 어깨나 목이 굳어버립니다.

PC를 1시간 사용하면 5~10분 먼 곳을 바라보면서 눈을 쉬게 해주는 것이 좋습니다. 스팀타월로 눈 주위의 혈액순환을 돕는 것도 효과가 있습니다.

● 효과가 있는 기타 혈자리
⑯삼음교

혈자리 위치

손등을 위로 향하게 하고 엄지와 검지 뼈가 만나는 부근부터 검지 방향으로 쓰다듬을 때 파여 있는 부분

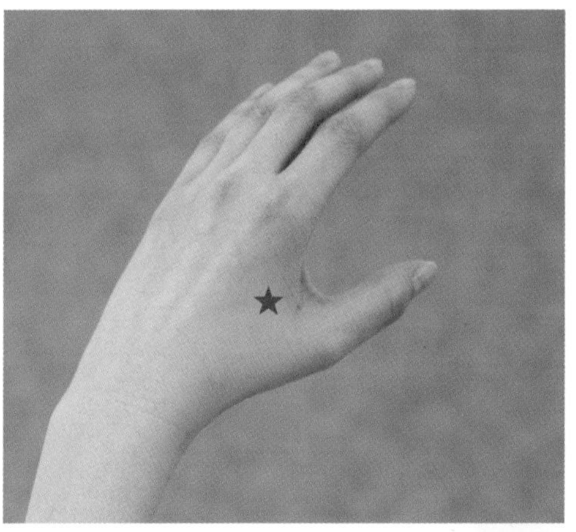

혈자리1
다양한 눈의 피로에 효과적

⓬ 합곡(合谷)

합곡은 PC 등의 장시간 작업에 따른 어깨결림에 좋을 뿐만 아니라 머리 부분의 여러 불편 증상에 효과가 있는 만능 혈자리입니다. 시력 회복 및 기능 향상에도 효과적입니다.

찾는 요령

엄지와 검지의 뼈가 만나는 부근의 파여 있는 부분. 누르면 시원한 압통이 느껴짐

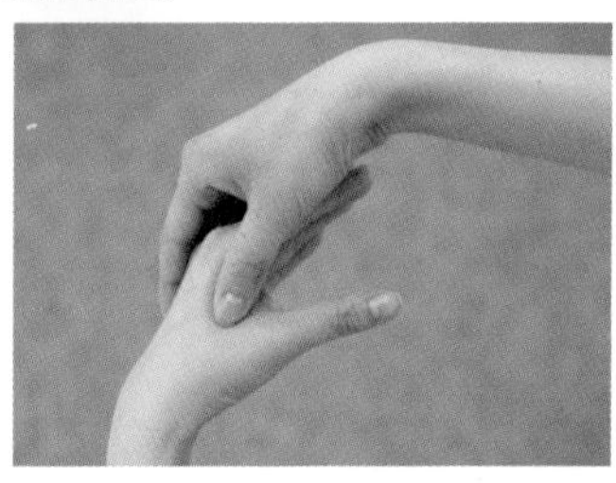

혈자리 위치

발등의 엄지발가락과 둘째발가락 뼈가 만나는 부분을 쓰다듬을 때 만져지는 움푹 파인 부분

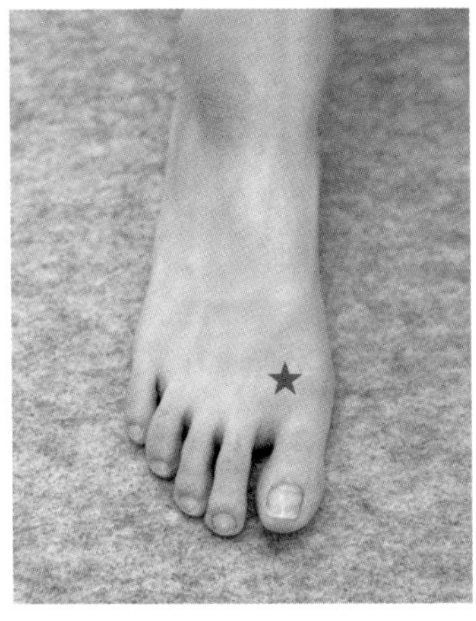

혈자리2
눈에 영양을 공급

㉓ 태충(太衝)

소화불량이나 팽만감 외에 설사나 변비 등에도 효과가 있는 혈자리입니다. 위장에 작용하여 장의 상태를 개선합니다. 혈의 흐름을 원활하게 개선하는 작용도 있습니다.

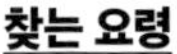

찾는 요령

엄지발가락 뼈의 뿌리 부분에 있는 움푹 파인 부분을 꼼꼼히 쓰다듬으면서 찾는다.

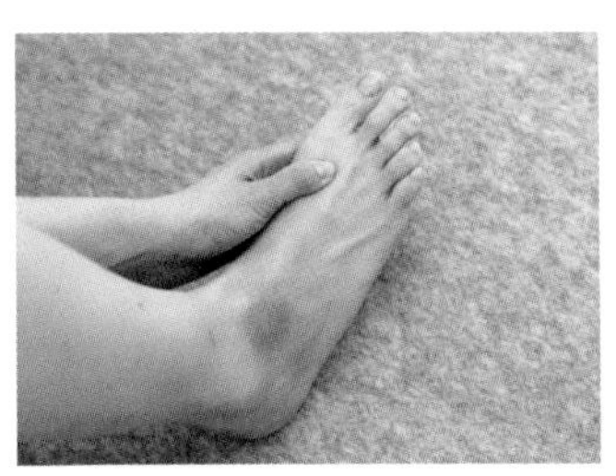

혈자리 위치

팔꿈치 관절의 안쪽. 엄지 방향에 있으며 누르면 압통이 느껴짐

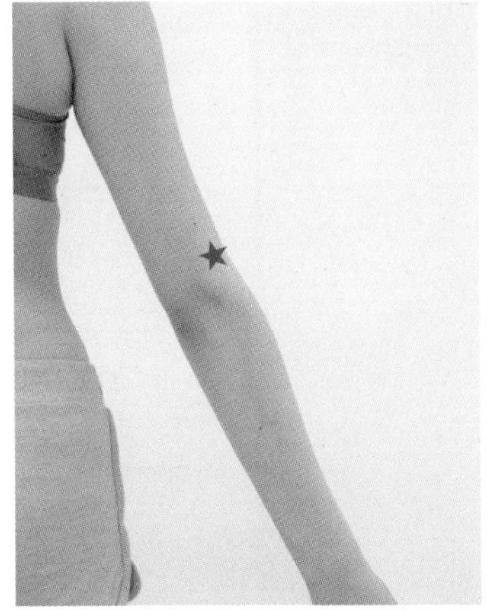

혈자리3
심한 어깨결림이 개선됨

⑥ 곡지(曲池)

곡지는 시력 저하는 물론 눈의 충혈이나 통증에 효과가 있는 혈자리입니다. 어깨결림에 유효한 혈자리이므로 어깨가 풀리면 눈의 피로도 개선됩니다. 곡지는 합곡이나 삼음교에 버금가는 만능 혈자리입니다.

찾는 요령

팔을 충분히 구부렸을 때 생기는 가로 주름의 끝자락

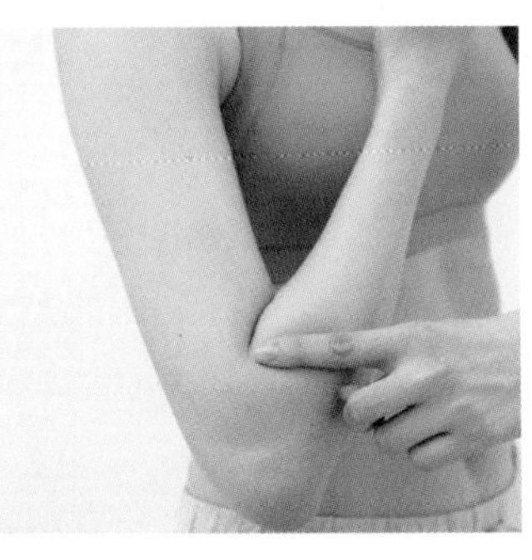

화분증•알레르기

천천히 시간을 들여 체질개선

봄이 오면 콧물이 줄줄… 화분증(꽃가루 알레르기)이나 알레르기성 비염이 원인인 콧물•코막힘은 마음마저 우울하게 만듭니다. 게다가 그에 동반되는 두통이나 권태감도 매우 괴로운 증상들입니다. 이러한 증상들을 개선하기 위해서는 코와 인후의 불쾌한 증상들에 직접 작용하는 혈자리를 활용합니다.

뜸의 치료 목표는 개인이 지닌 자연 치유능력을 회복하는 것입니다. 꾸준히 지속하여 몸의 기능을 회복하기 바랍니다. 가을부터 시작하면 꽃가루가 기승을 부리는 봄에는 몸의 변화를 느낄 수 있을 것입니다.

● 효과가 있는 기타 혈자리
⑰태계

혈자리 위치

손등을 위로 향하게 하고 엄지와 검지 뼈가 만나는 부근부터 검지 방향으로 쓰다듬을 때 파여 있는 부분

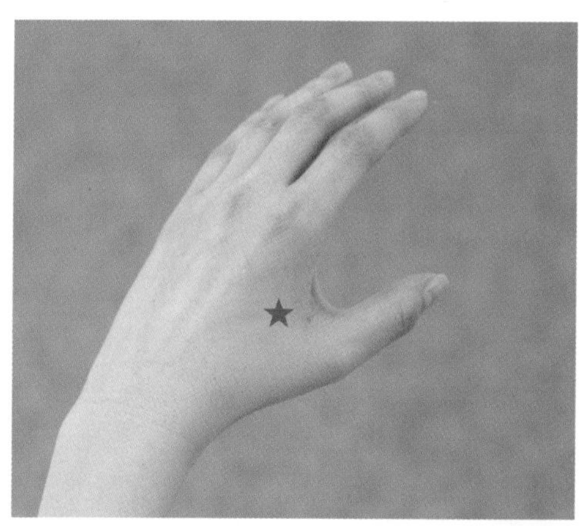

혈자리1
콧물과 인후통을 완화시킨다

⑫합곡(合谷)

만능 혈자리라 불리는 합곡은 두통이나 눈의 충혈, 인후통에도 매우 효과가 좋습니다. 기혈의 작용을 활성화하므로 화분증 이외에 감기로 인한 콧물•코막힘에도 유용합니다.

찾는 요령

엄지와 검지의 뼈가 만나는 부근의 파여 있는 부분. 누르면 시원한 압통이 느껴짐

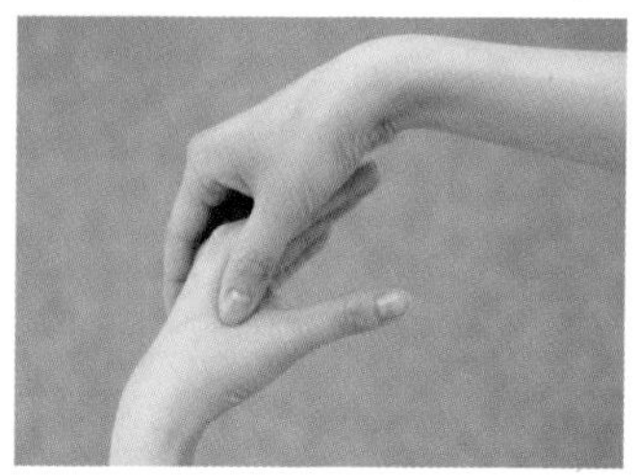

혈자리 위치

무릎 아래의 바깥쪽 파여 있는 부분에서 손가락 너비 4개만큼 내려간 곳

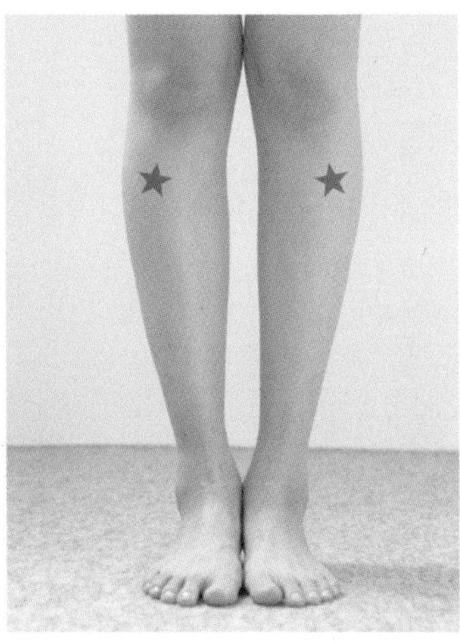

혈자리2
평소 뜸을 떠서 면역력을 향상

⑳ 족삼리(足三里)

'기•혈'의 흐름을 개선하고 몸에 원기를 불어넣는 혈자리가 족삼리입니다. 면역력을 높이므로 평소 꾸준히 뜸을 뜨면 화분증이 완화되는 예방 혈자리로 활용할 수 있습니다.

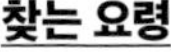

찾는 요령

무릎을 손바닥으로 감싸듯이 잡고 중지를 펼 때 손가락 끝이 닿는 부분에 있다.

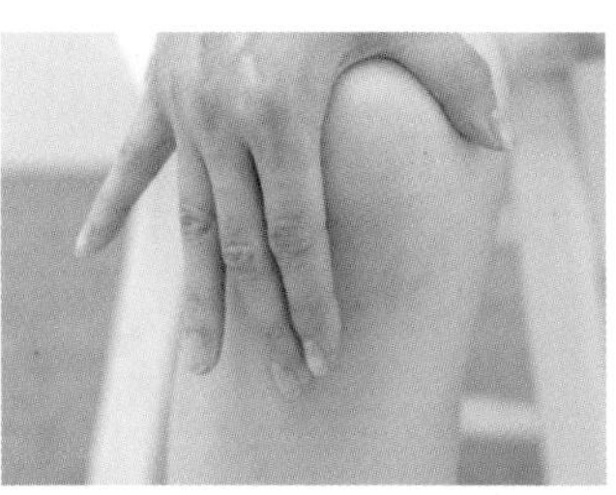

혈자리 위치

손목 안쪽에 생기는 엄지 쪽 가로 주름. 맥박이 뛰는 지점

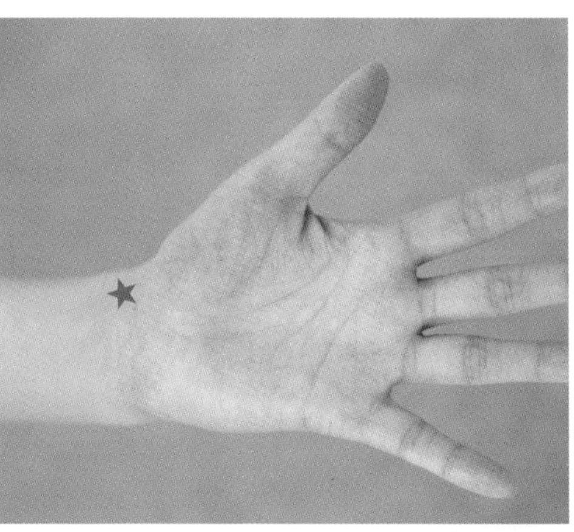

혈자리3
코의 여러 증상에 위력을 발휘

⑪ 태연(太淵)

천식 등의 호흡기 증상에 효과가 있는 태연은 화분증이나 비염에도 효과적인 혈자리입니다. 알레르기뿐만 아니라 감기로 인한 코의 증상도 완화하므로 기억해 놓으면 유용한 혈자리입니다.

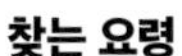

찾는 요령

엄지 쪽 가로 주름 부위를 손가락으로 쓰다듬을 때 맥박이 느껴지는 부분이 태연이다.

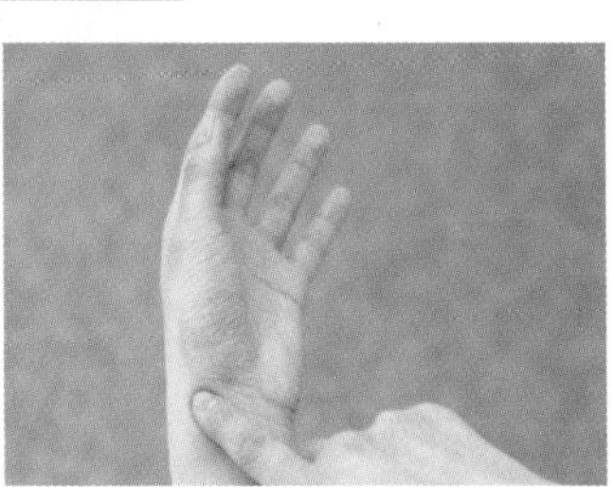

어깨결림

결리고, 뭉치고, 아픈 증상을 완화

장시간 똑같은 자세로 PC를 보다 보면 어깨가 딱딱하게 굳어버리곤 합니다. 동양의학에서는 이를 어깨부터 목 근육의 혈액순환이 나빠진 상태, 스트레스나 긴장 등으로 기가 막힌 상태, 감기나 담 들림 등으로 인한 상태의 세 가지로 구분하여 대처합니다.

어깨결림은 평소의 자세나 동작의 버릇과도 큰 관련이 있습니다. 올바른 자세를 취하도록 노력하고 스트레칭을 해주는 등 어깨가 결리지 않도록 평소에 노력하는 것이 좋습니다.

● 효과가 있는 기타 혈자리
⑥곡지, ⑳족삼리, ⑭양릉천, ⑫합곡

혈자리 위치

어깨선 상에 있으며 목 근육과 어깨 끝의 정중앙에 위치한다.

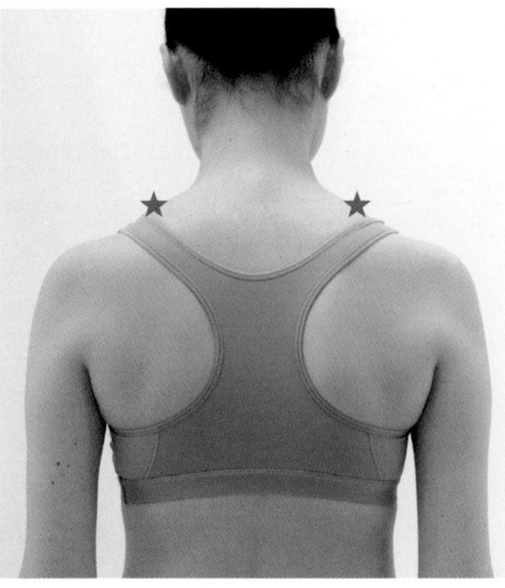

찾는 요령

목 뒤에 튀어나온 뼈와 어깨 끝의 뼈를 연결한 선의 중앙을 의식하며 찾는다.

혈자리1
만성적인 어깨결림

㉘ 견정(肩井)

혈자리 견정의 견은 한자로 어깨 견(肩)입니다. 혈자리 위치 또한 어깨 옆에 있으며 직접 어깨를 풀어줍니다. 만성적인 어깨결림이나 목, 등의 통증이 완화되므로 어깨가 불편할 때 가장 먼저 뜸을 떠보기 바랍니다.

혈자리 위치

발등의 엄지발가락과 둘째발가락 뼈가 만나는 부분을 쓰다듬을 때 만져지는 움푹 파인 부분

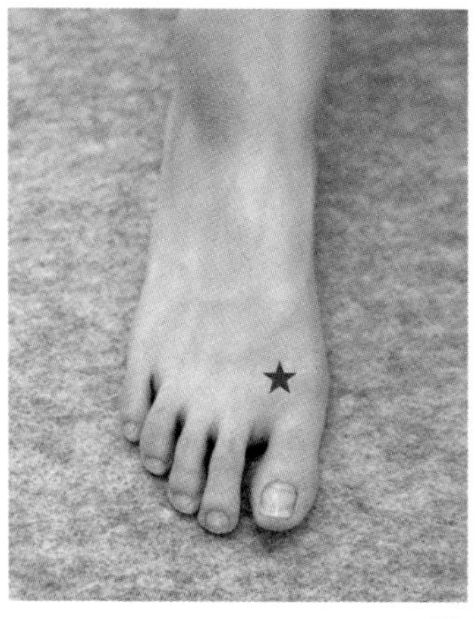

혈자리2
마음을 가라앉힌다

㉓ 태충(太衝)

태충은 기의 흐름을 활발하게 촉진합니다. 이를 자극하면 기와 혈의 흐름이 원활해집니다. 짜증이나 화와 같은 정신적 작용에서 오는 어깨결림에도 효과가 좋으며 두통을 완화합니다.

찾는 요령

발의 엄지 뼈를 만질 때 뿌리 뼈 부근의 파여 있는 부분을 특히 더 세밀하게 체크한다.

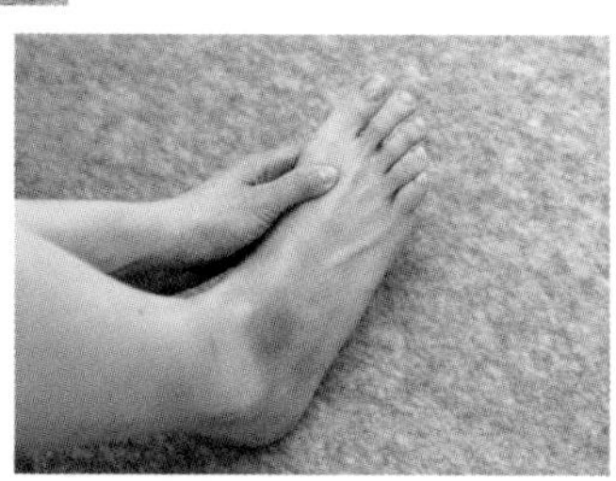

혈자리 위치

관절의 안쪽, 새끼손가락 쪽에 있다.

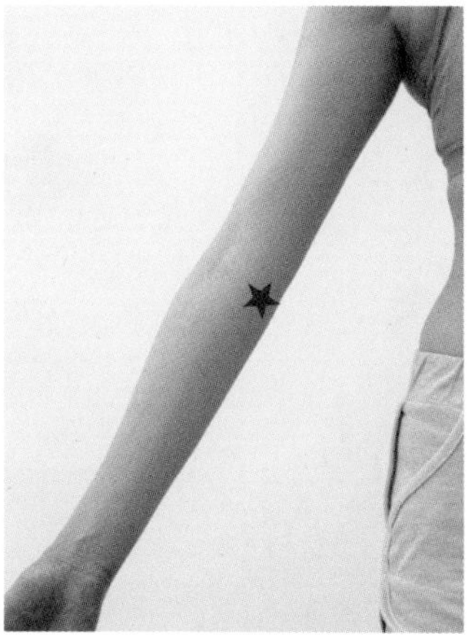

혈자리3
심한 어깨결림에도
효과가 있다

❼ 소해(少海)

팔꿈치 관절의 안쪽에 있는 소해는 어깨부터 등, 목 등의 뭉침을 완화시킵니다. 특히 견갑골 부위의 뭉침에 매우 효과가 좋습니다. 혈자리가 있는 팔꿈치 주변의 통증도 줄여줍니다.

찾는 요령

팔을 구부렸을 때 생기는 안쪽 주름 끝에 있으며 누르면 압통이 느껴짐

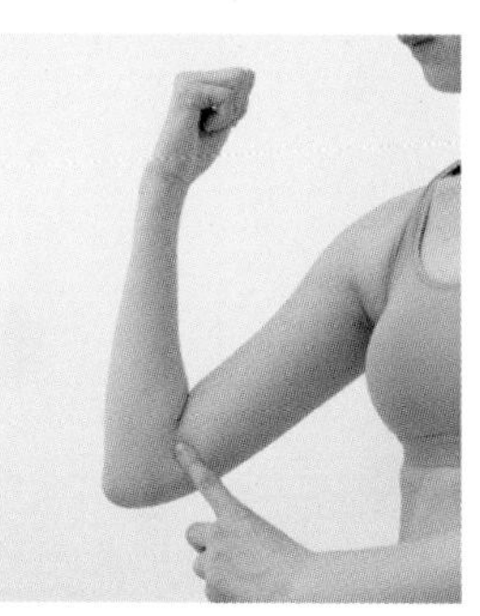

요통

요통이 개선되면 등이 저절로 펴진다

요추는 상반신을 든든하게 지탱하고 있습니다. 그런데 이 요추를 지탱하는 근육 또한 상당한 부담을 받고 있습니다. 동양의학에서 요통은 '냉기', 과다한 수분에 따른 '근육 수축', 신장과 생식기를 관장하는 '신기(腎氣)의 부족'을 그 원인으로 봅니다.

요통은 만성 통증 및 허리를 삐끗했을 때의 급성 통증으로 구분됩니다. 전자는 몸을 따뜻하게 하고 수분대사를 활발하게 하여 치료합니다. 후자는 우선 국부의 안정을 취하도록 하는 것이 중요합니다.

● 효과가 있는 기타 혈자리
⑰태계, ㉚신수

혈자리 위치

바깥 복사뼈와 아킬레스건 사이의 파여 있는 부분

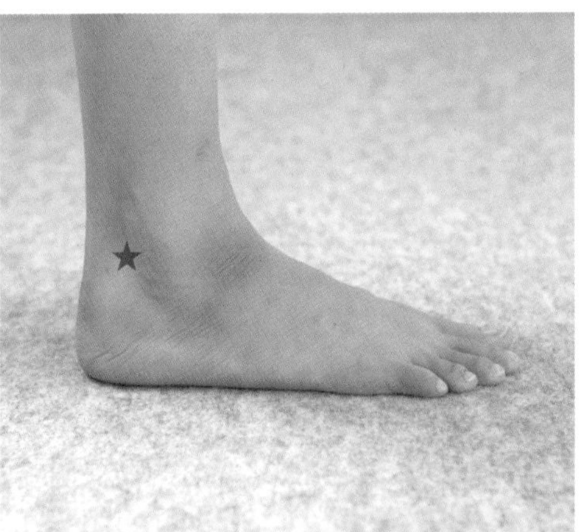

혈자리1
만성·급성에 모두 효과

⑮ 곤륜(崑崙)

요통은 물론, 두통과 어깨·등의 뭉침, 좌골신경통 등에 효과적입니다. 급성·만성 요통에 모두 잘 듣습니다. 기의 순환을 원활하게 하는 작용도 있습니다.

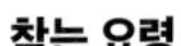

찾는 요령

바깥 복사뼈와 아킬레스건 사이를 만져서 찾는다. 비교적 찾기 쉽다.

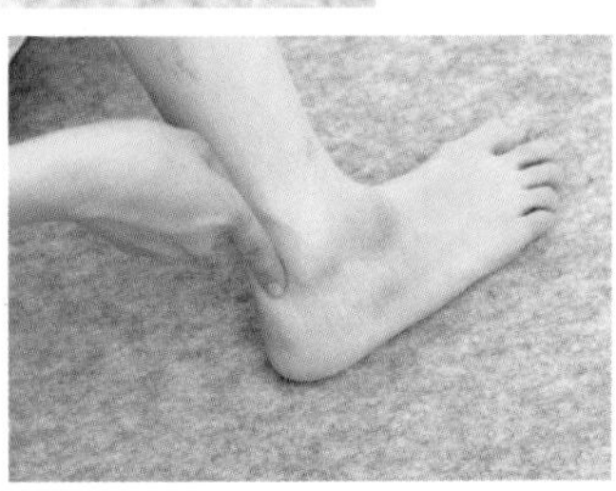

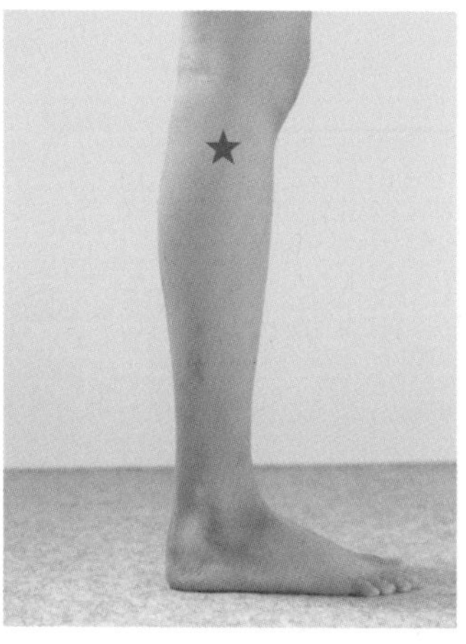

혈자리 위치

무릎 아래 바깥 부분을 만질 때 튀어나와 있는 둥근 뼈 바로 아래에 있다.

혈자리2
몸을 따뜻하게 하여 통증을 완화

⑭ 양릉천(陽陵泉)

대사를 증진시켜 몸을 따뜻하게 만드는 양릉천은 요통에도 효과가 좋습니다. 만성 요통은 물론, 급성 요통에도 잘 듣습니다. '한사(寒邪)'(60페이지)가 침범한 감기 증상이나 두통에도 좋은 혈자리입니다.

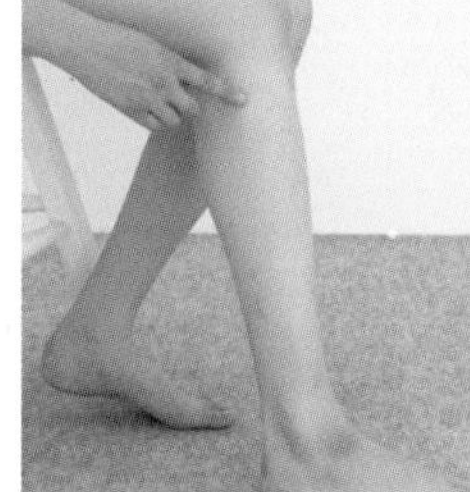

찾는 요령

손가락으로 혈자리를 누르면서 발등을 안으로 구부리면 둥근 뼈가 움직이는 게 보이는데 그 뼈 바로 아래에 있다.

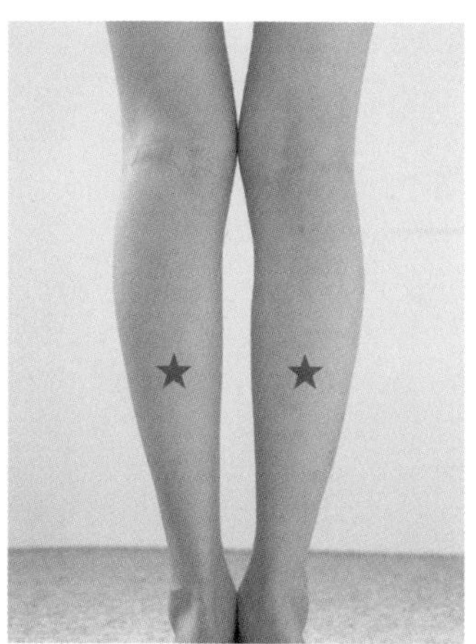

혈자리 위치

아킬레스건의 위쪽, 아킬레스건과 종아리 근육의 경계 부분에 위치한다.

혈자리3
급격한 허리 통증

㉒ 승산(承山)

승산은 근육의 경련과 통증을 완화해줍니다. 허리를 삐끗했을 때, 엉덩이나 꼬리뼈 부분이 아픈 요통에 효과가 있습니다. 원기를 다스리는 '신기'를 보충하는 효과도 있습니다. 급성 통증 시에는 환부를 주무르거나 누르는 것은 금기입니다.

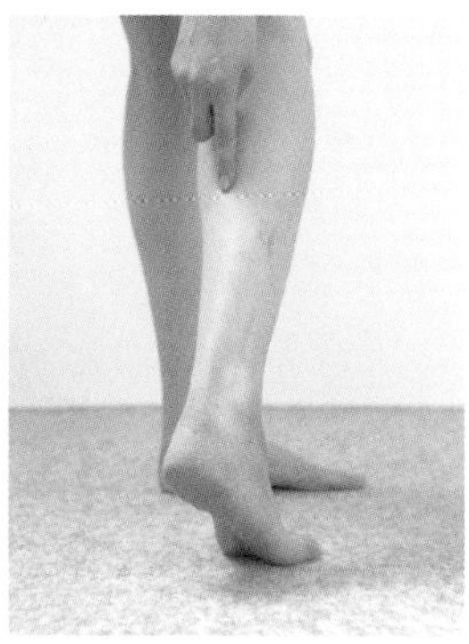

찾는 요령

발뒤꿈치에서 아킬레스건을 따라 손가락으로 쓰다듬을 때 종아리 중앙부근에서 손가락이 멈추는 지점을 찾는다.

위통

불규칙한 식생활과 스트레스가 위장 질환의 원인

피로가 쌓이거나 스트레스를 받으면 위가 콕콕 쑤시는 경험이 있을 것입니다. 선천적으로 위장이 약한 경우도 있지만 과식·과음이나 몸의 냉기가 원인이 되는 경우도 많습니다.

위장은 정신적 영향을 크게 받는 장기입니다. 기의 흐름을 막는 스트레스나 짜증이 위통을 유발합니다. 이 경우 생활습관을 살펴서 스트레스 원인을 제거하는 것이 중요합니다.

● 효과가 있는 기타 혈자리
⑲태백, ⑳족삼리

혈자리 위치

허리에서 가장 가늘고 굴곡진 부분의 등뼈부터 손가락 너비 3~4개 위, 좌우로 손가락 너비 2개 떨어진 지점에 있다.

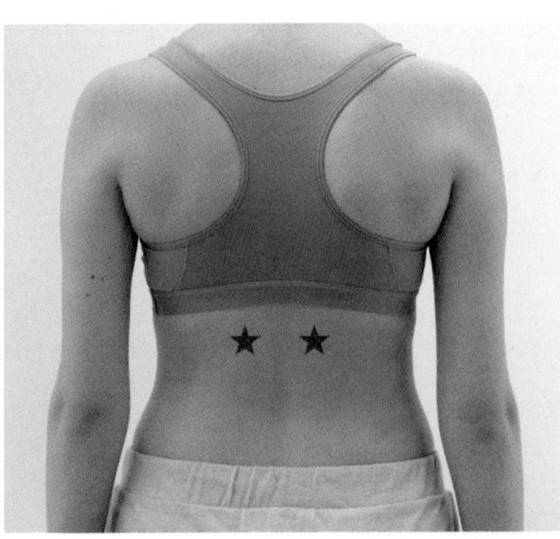

혈자리1
통증이나 속 쓰림 등 위장 증상에 효과

㉙ 위수(胃兪)

위수는 위와 관련된 경락 상에 있는 혈자리로 위통과 속쓰림을 완화합니다. 소화를 촉진하므로 식욕이 회복됩니다. 트림이나 헛배부름과 같은 증상에도 효과적입니다.

찾는 요령

㉚신수(85페이지)에서 손가락 너비 3~4개 위로 올라간 부근에 있다.

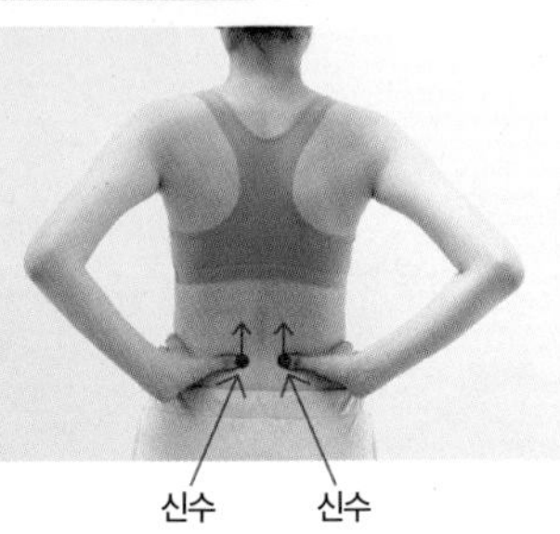

두통

근육 뭉침이나 시림, 스트레스 등이 두통의 원인

머리가 무겁거나 맥박 뛰듯이 아픈 두통은 기력마저 앗아가는 경우가 많습니다. 중한 질환이 숨어 있을 가능성도 있으므로 전문의의 진찰을 받는 것이 중요하지만 특별한 질환이 없다면 뜸을 시도해 보는 것도 좋습니다.

두통은 어깨나 목의 결림, 스트레스, 몸이 차가워서 혈액순환이 잘 안 되는 것이 원인이 되어 생깁니다. 피로와 나쁜 자세도 두통의 원인이 될 수 있으므로 생활습관을 점검해 보기 바랍니다.

● 효과가 있는 기타 혈자리
⑥곡지, ⑮곤륜, ㉔족임읍, ⑭양릉천/어깨결림에서 오는 두통⑫합곡, ⑮곤륜

혈자리 위치

어깨선 상에 있으며 목 근육과 어깨 끝의 정중앙에 위치한다.

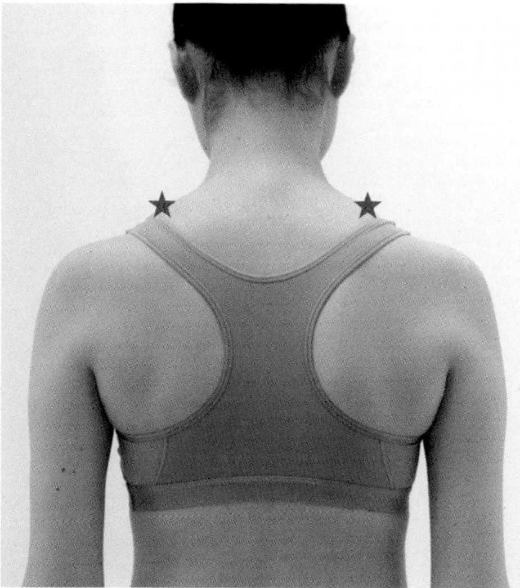

찾는 요령

목 뒤의 튀어나온 뼈와 어깨 끝의 뼈를 연결한 선의 중앙을 의식하며 찾는다.

혈자리1
근육이 굳어서 생기는 두통에 효과적

㉘ 견정(肩井)

어깨나 목덜미의 뭉침이 심해지면 두통이 생길 수 있습니다. 견정은 뭉침을 풀어주고 근육의 긴장을 완화시켜 두통을 치료합니다. '기'의 순환을 원활하게 하는 효과도 있습니다.

변비 • 복부팽만

장의 활동을 촉진하여 정상 주기로 조절

변비로 고민하는 여성이 생각보다 많습니다. 2~3일에 한 번이라도 규칙적으로 시원하게 배변을 한다면 별문제가 없으나 1주일 이상으로 간격이 벌어지거나 잔변감이 있다면 변비입니다. 가스가 쉽게 차고 늘 배에 가스가 차 있는 증상도 변비가 원인인 경우가 많습니다.

이러한 불쾌한 증상들은 장내 수분 부족을 해소하거나 장의 운동기능을 회복하면 개선됩니다. 늘 배가 편안한 상태로 있을 수 있도록 뜸으로 장 건강을 다스리기 바랍니다.

● 효과가 있는 기타 혈자리
⑫합곡, ⑥곡지, ⑳족삼리, ⑧내관

혈자리 위치

손목 안쪽에 생기는 가로 주름의 새끼손가락 쪽의 파여 있는 부분

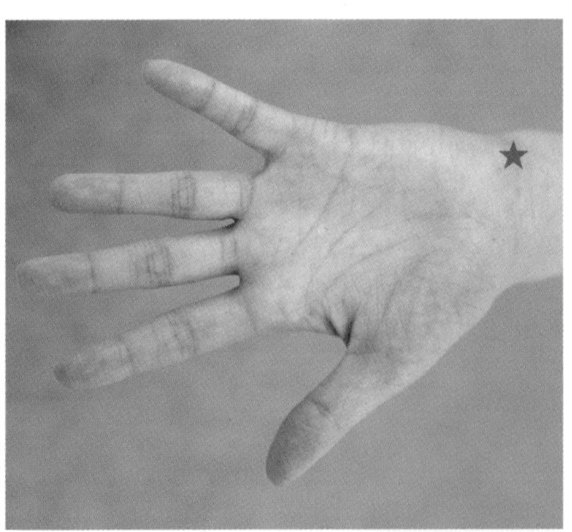

혈자리1
변을 배출하는 힘을 강화

⑨ 신문(神門)

배변 리듬이 불규칙한 변비에 효과적인 혈자리입니다. 자율신경에 작용하여 장의 긴장을 해소하고 기능을 회복시킵니다. 장 운동이 활발해지면 배변이 원활해집니다.

찾는 요령

새끼손가락 쪽의 손목 주름을 누르면서 손목을 앞뒤로 움직일 때 손가락이 닿는 뼈의 바로 위에 있다.

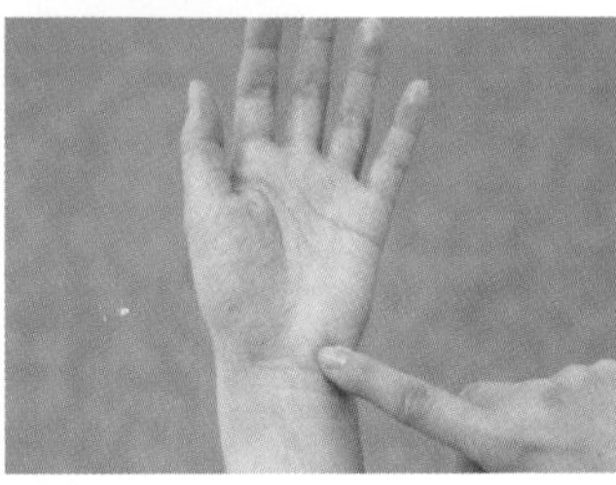

혈자리 위치

배꼽의 양옆으로 손가락 너비 3개 정도 떨어진 지점

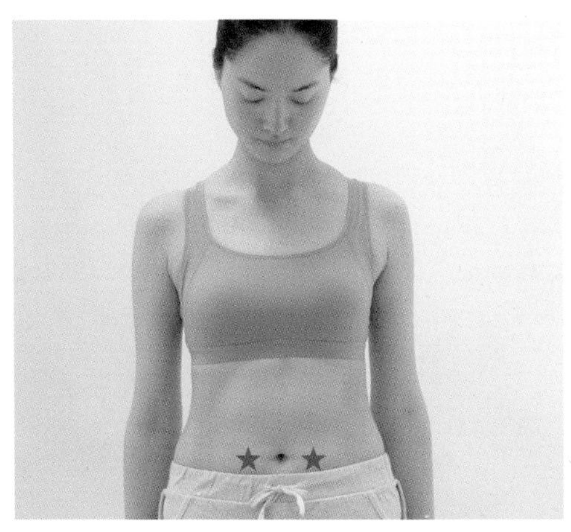

혈자리2
대장기능을 회복시킨다

❸ 천추(天樞)

위장에 활력을 불어넣는 천추를 자극하면 대장기능이 회복됩니다. 만성 변비 증상이 완화되면서 복부팽만감이 줄어듭니다. 소화불량에도 효과가 있으며 위장의 전반적인 기능이 정상화됩니다.

찾는 요령

배꼽에서 좌우로 각각 손가락 너비 3개씩 옆으로 떨어진 부분을 찾는다.

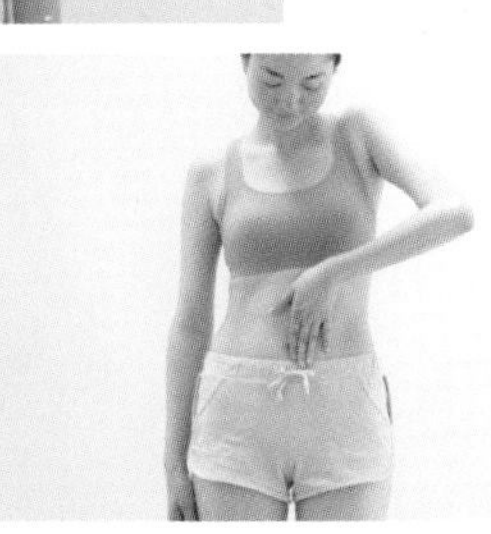

혈자리 위치

배꼽에서 손가락 너비 5개 위로 올라간 부위에 있다. 위장의 정중앙에 해당하는 위치로 알려져 있다.

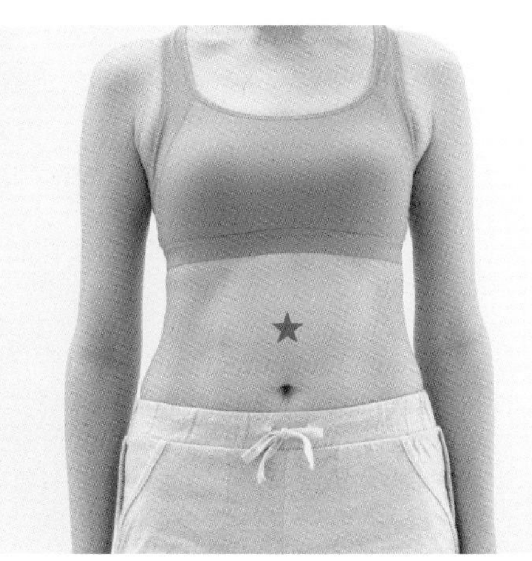

혈자리3
배에 찬 가스를 배출

❷ 중완(中脘)

변비는 물론 복부팽만감을 해소해 주는 중완도 위장 전반의 기능을 회복시키는 혈자리입니다. 그 외의 소화기계에 작용하므로 위통에도 효과가 좋습니다.

찾는 요령

명치끝과 배꼽의 중간 지점을 기준으로 하여 그 주변을 쓰다듬으며 찾는다.

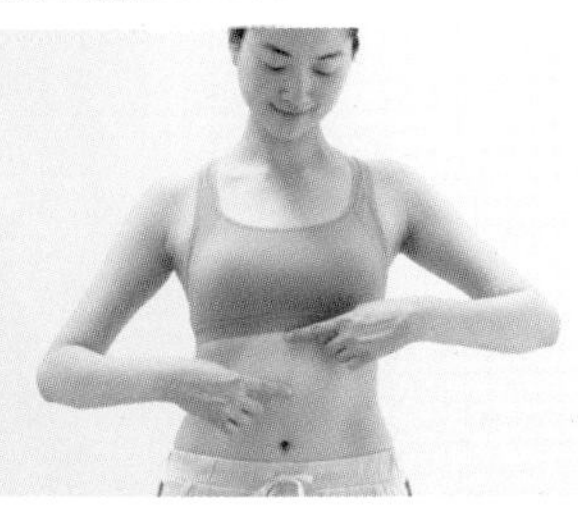

복통 • 설사

과식이나 과음, 몸의 냉기, 스트레스 등 다양한 원인

쥐어짜듯이 배가 아프면서 급하게 화장실을 가야 하는 설사 증상은 원래부터 위장이 약해서 일어나기도 하지만 몸이 차거나 찬 음식을 너무 많이 먹거나 수분대사의 악화, 기름진 음식을 과잉 섭취하는 등 다양한 원인으로 일어날 수 있습니다. 위장기능을 높이고 수분대사를 개선하는 등 원인에 맞는 혈자리를 자극하여 치료합니다. 위장은 정신적인 스트레스의 영향을 쉽게 받는 장기이므로 위장의 긴장을 부드럽게 풀어주는 것이 효과적입니다.

● 효과가 있는 기타 혈자리
위장이 약한 경우④관원, ㉚신수/매운 음식을 과식, 술을 과음했을 경우⑳족삼리

혈자리 위치

배꼽의 양옆으로 손가락 너비 3개 정도 떨어진 지점

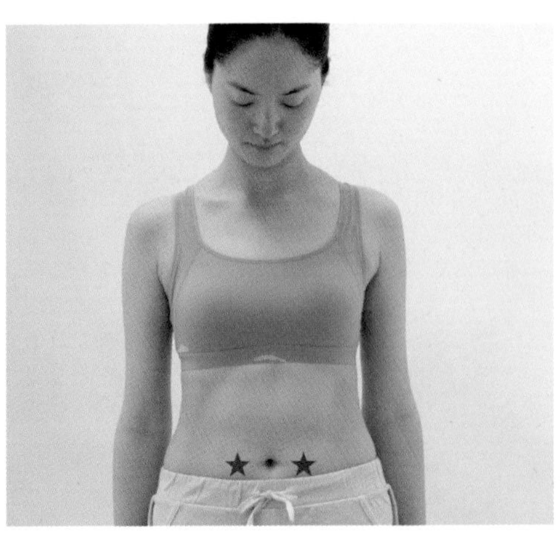

혈자리1
복통을 완화한다

❸ 천추(天樞)

변비에 효과적인 혈자리(75페이지)로 소개한 천추는 위장 전반에 작용하여 설사 등의 복통에도 효과를 발휘합니다. 스트레스 등 정신적인 원인으로 인한 복통에도 좋습니다.

찾는 요령

배꼽에서 좌우로 각각 손가락 너비 3개씩 옆으로 떨어진 부분을 찾는다.

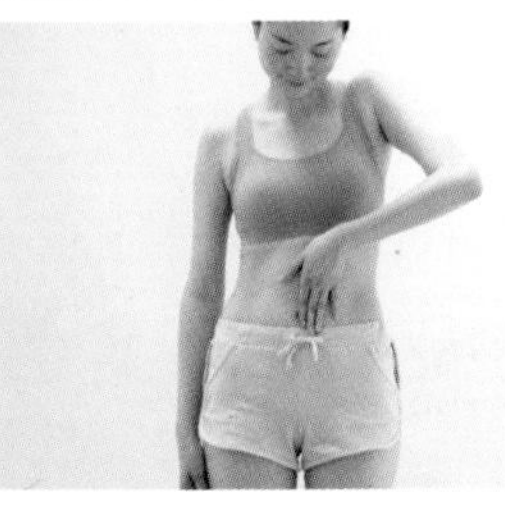

혈자리 위치

배꼽에서 손가락 너비 5개 위로 올라간 부위에 있다. 위장의 정중앙에 해당하는 위치로 알려져 있다.

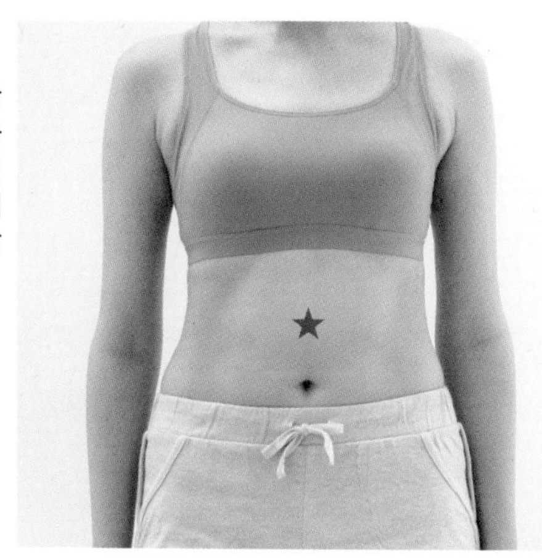

혈자리2
위장을 다스리는 혈자리

❷ 중완(中脘)

위장이 약해서 복통이나 설사를 반복하는 경우에는 중완이 좋습니다. 이 혈자리는 변비에도 효과가 있습니다. 위장기능을 회복시키므로 스트레스로 약해진 위장을 치유합니다.

찾는 요령

명치끝과 배꼽의 중간 지점을 기준으로 하여 그 주변을 쓰다듬으며 찾는다.

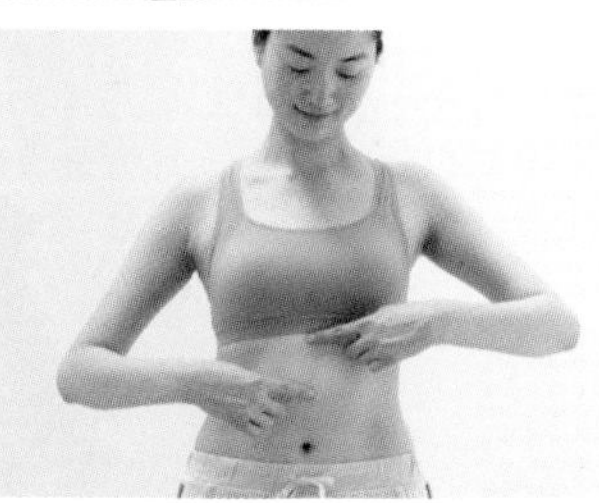

혈자리 위치

손등을 위로 향하게 하고 엄지와 검지 뼈가 만나는 부근부터 검지 방향으로 쓰다듬을 때 파여 있는 부분

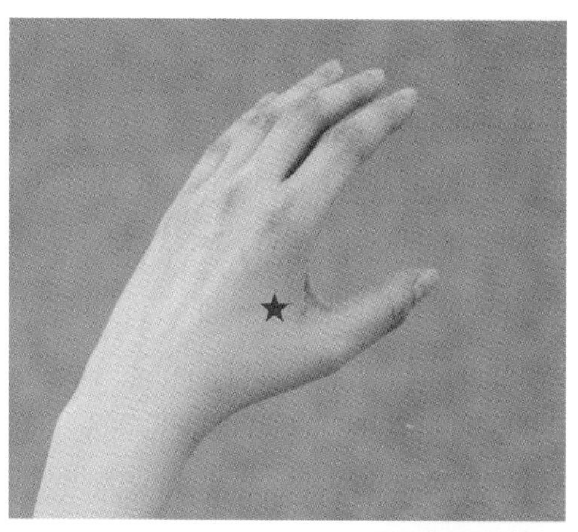

혈자리3
술을 좋아하는 사람에게
효과가 있는 혈자리

⓬ 합곡(合谷)

매운 음식이나 기름기가 많은 음식을 너무 많이 섭취하거나 술을 과음해서 생긴 복통이나 설사라면 합곡에 뜸을 떠보기 바랍니다. 만능 혈자리인 합곡은 진통 효능도 있어 괴로운 통증을 완화시킵니다.

찾는 요령

엄지와 검지의 뼈가 만나는 부근의 파여 있는 부분. 누르면 시원한 압통이 느껴짐

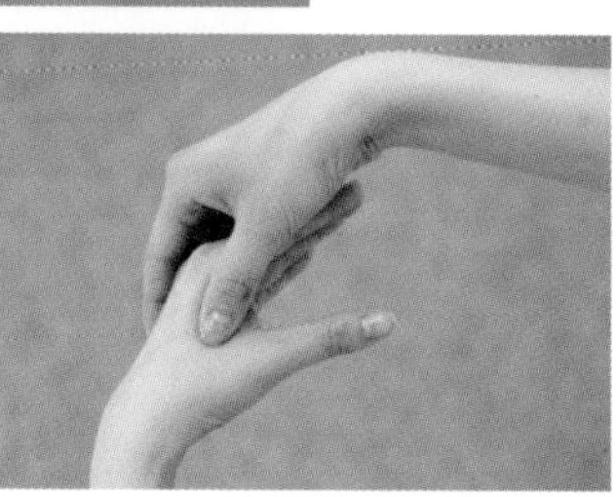

치질

평소 생활습관을 점검하기 바란다

화장실을 가기만 하면 우울해지는 치질은 반복되는 변비나 기의 정체, 항문의 울혈로 인해 생길 수 있습니다. 운동 부족이나 편식, 장시간 앉아서 일하는 등 잘못된 생활습관으로 생기기도 합니다. 매운 음식을 너무 많이 섭취하면 치질이 생기기 쉬우므로 주의해야 합니다.

치질은 혈액순환을 정상화시키고 통증을 줄이는 혈자리에 뜸을 뜨면 좋아집니다. 단, 치열이나 세균으로 인한 치질은 전문의의 진찰을 받아야 합니다.

● 효과가 있는 기타 혈자리
백회(百會)-두정부 중앙에 위치. 머리카락에 불이 붙을 위험이 있으므로 이 책에서는 소개하지 않음. 백회는 온구로 뜸을 뜨는 것이 좋다.

혈자리 위치
아킬레스건의 위쪽, 아킬레스건과 종아리 근육의 경계 부분에 위치한다.

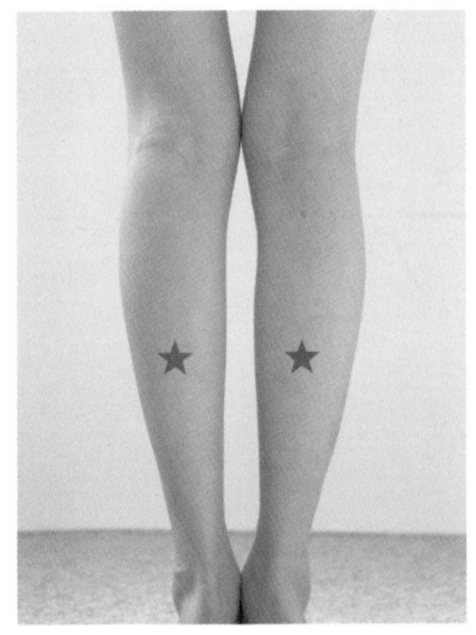

혈자리1
혈액순환을 촉진하여 통증을 완화

㉒ 승산(承山)

요통에 효과가 있는 승산은 항문 주변의 혈액순환을 촉진하므로 원활한 배변에 도움을 줍니다. 승산은 다리부종과 피로 제거에도 효과가 있습니다.

찾는 요령

발뒤꿈치에서 아킬레스건을 따라 손가락으로 쓰다듬을 때 종아리 중앙부근에서 손가락이 멈추는 지점을 찾는다.

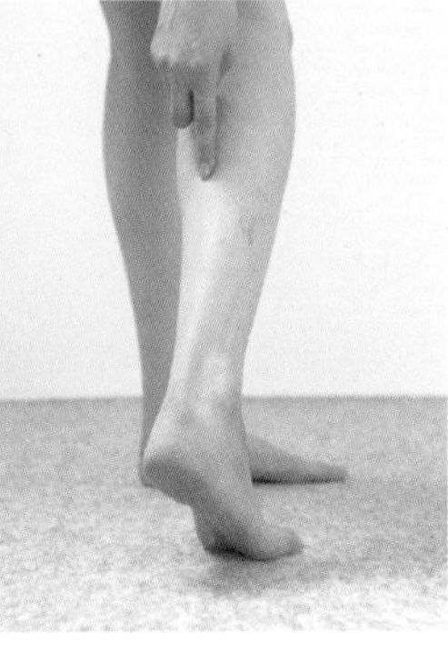

혈자리 위치

무릎 아래의 바깥쪽 파여 있는 부분에서 손가락 너비 4개만큼 내려간 곳

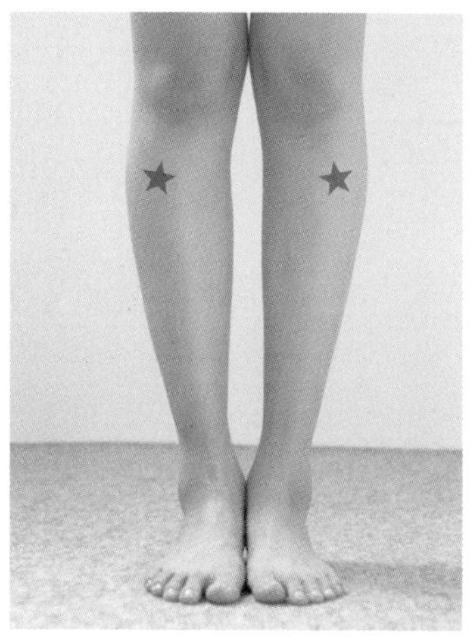

혈자리2
'양생혈(養生穴)'이라 불리는 혈자리

⑳ 족삼리(足三里)

족삼리는 소화기계를 정상화시켜 기혈순환을 돕습니다. 치질의 원인 중 하나인 항문 주위의 울혈은 족삼리에 뜸을 뜨면 혈액순환이 촉진되므로 울혈로 인한 치질이 개선됩니다.

찾는 요령

무릎을 손바닥으로 감싸듯이 잡고 중지를 펼 때 손가락 끝이 닿는 부분에 있다.

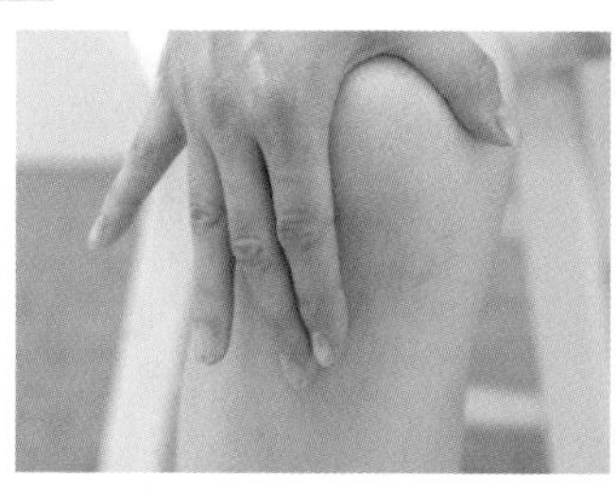

혈자리 위치

엉덩이 위쪽에서, 위에서부터 셀 때 두 번째의 파인 부분이 차료임

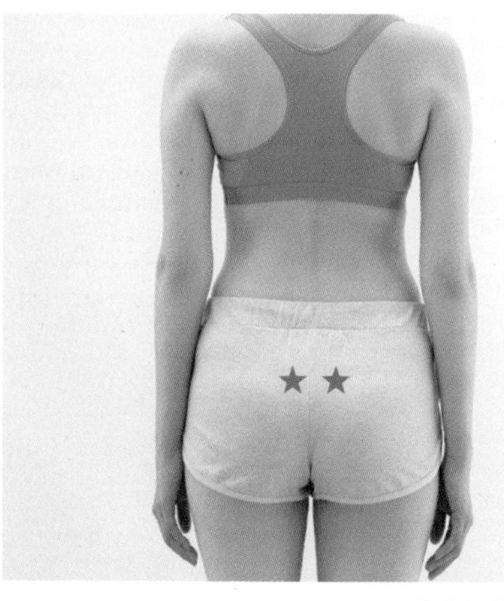

혈자리3
몸이 차서 생기는 증상을 개선

㉛ 차료(次髎)

차료는 엉덩이까지 차가운 사람에게 매우 좋은 혈자리입니다. 혈액순환을 촉진하여 내장 기능을 회복시킵니다. 정신이완 효과가 있으므로 치질의 원인 중 하나인 정신적 긴장도 풀어줍니다.

찾는 요령

엄지는 선골 위에 대고, 다른 손가락들은 골반을 감싸듯이 대면서 엄지를 골반 안쪽으로 향하여 쓰다듬을 때 움푹 들어간 부분을 찾는다.

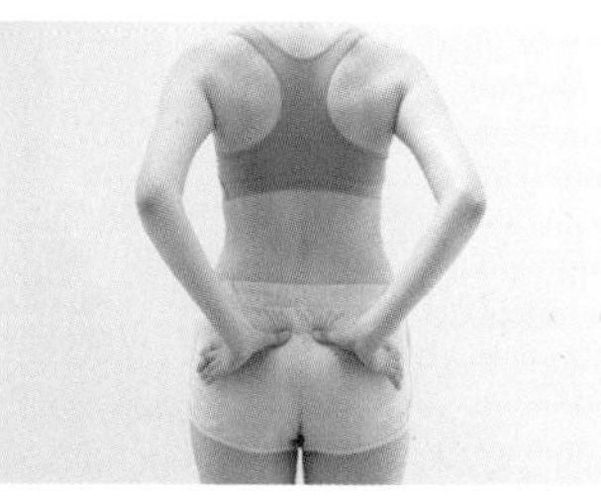

어지럼증

'혈'과 '수'의 흐름을 개선하여 '기'를 안정화

의자에서 일어나다가 어질어질해지면서 눈앞이 캄캄해지는 어지럼증이나 현기증을 경험한 적이 있는지요? 동양의학에서는 '혈'의 흐름이 원활하지 못하거나 스트레스로 '기'가 불안정해진 상태를 어지럼증의 원인으로 생각합니다. 어지럼증이나 현기증이 느껴질 때는 무리하게 움직이지 말고 앉거나 옆으로 눕는 등 먼저 안정을 취하는 것이 좋습니다.

● 효과가 있는 기타 혈자리
㉘견정

혈자리 위치

발등의 엄지발가락과 둘째발가락 뼈가 만나는 부분을 쓰다듬을 때 만져지는 움푹 파인 부분

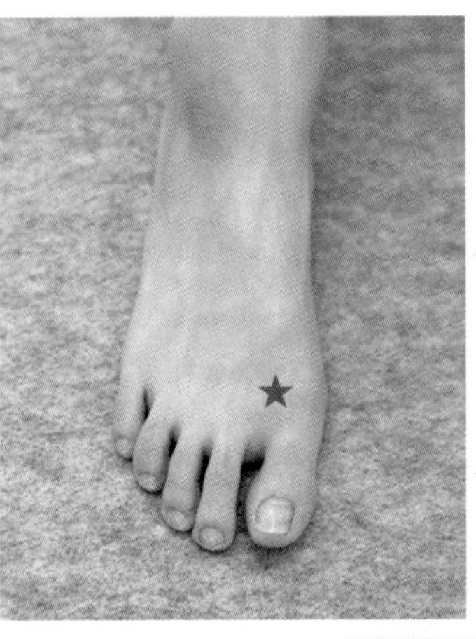

혈자리1
혈액순환을 촉진하여 통증을 완화

㉓ 태충(太衝)

자율신경, 정신기능 등의 항진을 가라앉히는 태충은 갑작스러운 현기증에 효과적입니다. 이 혈자리는 손발은 찬데 얼굴이나 머리로만 열이 올라오는 냉체질에 좋습니다.

찾는 요령

발의 엄지 뼈를 만질 때 뿌리 뼈 부근의 파여 있는 부분을 특히 더 세밀하게 체크한다.

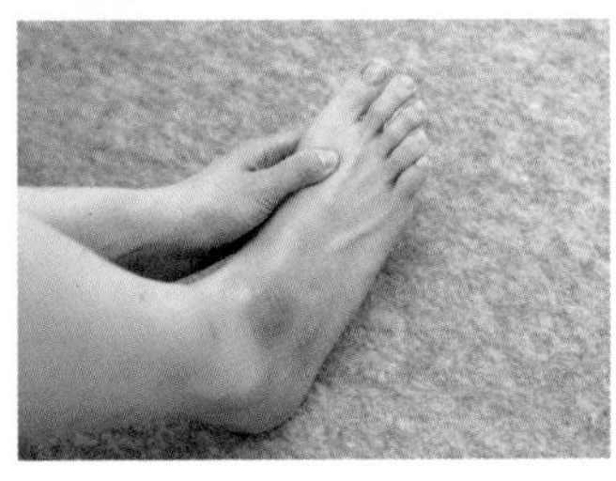

혈자리 위치

손목의 가로 주름에서 손가락 너비 3개 정도 떨어진 지점

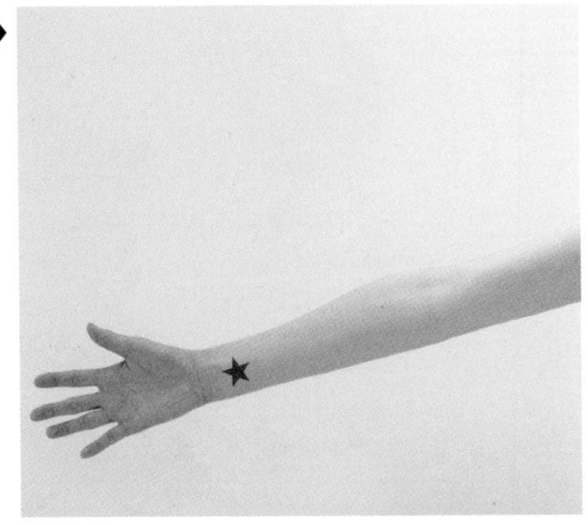

혈자리2
불쾌한 어지럼증을 물리치는 혈자리

⑧ 내관(內關)

손목 위에 있어서 비교적 찾기 쉬운 내관은 차멀미를 예방하는 혈자리로도 유명합니다. 갑작스러운 어지럼증을 해소합니다. 짜증이나 화와 같은 정신적인 흥분을 가라앉히는 효과도 있습니다.

찾는 요령

손목을 안으로 구부렸을 때 생기는 힘줄 위의, 손목부터 손가락 너비 3개 정도 떨어진 곳이 내관이다.

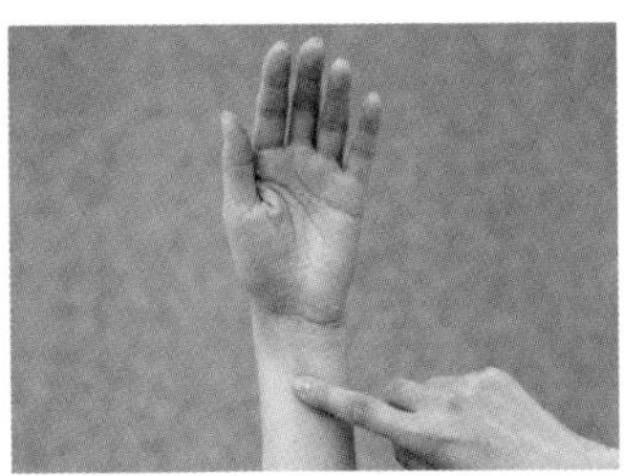

혈자리 위치

손등을 위로 향하게 하고 넷째 손가락과 새끼손가락의 뼈 사이를 손목 방향으로 손끝으로 쓰다듬을 때 파여 있는 부분

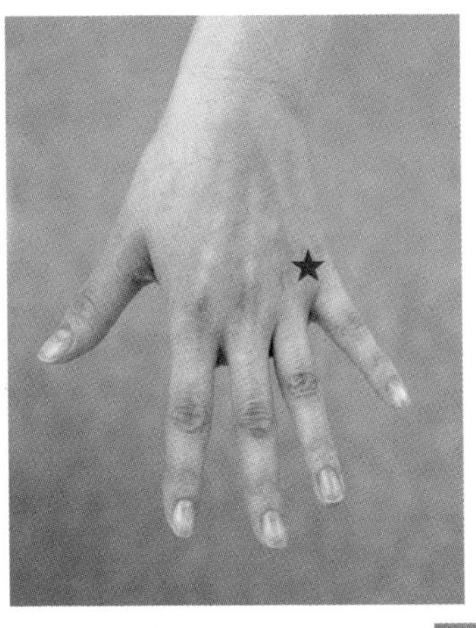

혈자리3
급성 증상에 대응하는 혈자리

⑬ 중저(中渚)

중저는 '혈'과 '수'의 흐름을 촉진합니다. 이곳을 자극하면 전신의 '기·혈·수'의 순환이 개선됩니다. 뜸 시술뿐만 아니라 갑작스러운 어지럼증이나 현기증에 효과가 있는 혈자리로 평소 기억해 놓으면 응급 시에 매우 도움이 됩니다.

찾는 요령

주먹을 쥘 때 약지와 새끼손가락 관절 사이에 있는 움푹 파인 곳으로, 누르면 압통이 느껴짐

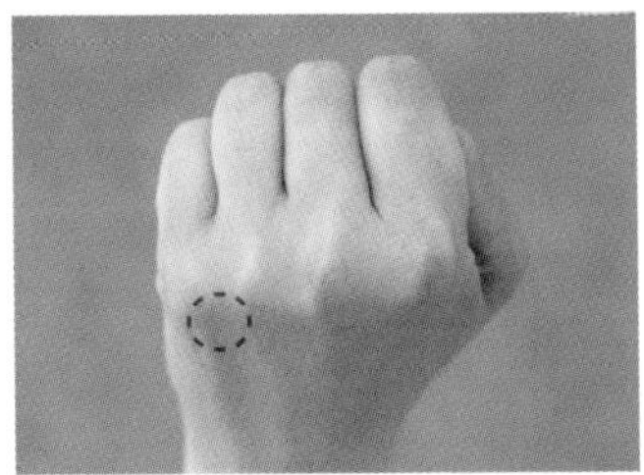

불면증

여러 종류의 불면증을 개선

불면증에 걸리면 '잘 잤다'는 만족감이 없고 아침부터 피곤함을 느낍니다. 불면증은 잠을 깊게 자지 못하여 늘 꿈을 꾼 것 같은 느낌이거나 밤에 몇 번씩 깨거나 또는 누워도 바로 잠이 들지 않고 잠드는 데 시간이 걸리는 등 그 증상도 여러 가지 있습니다. 불면은 '기·혈·수'의 흐름을 정상화하고 긴장을 풀어주면 개선될 수 있습니다. 스트레스와 불안과 같은 정신적인 부담도 불면증의 원인이 됩니다. 푹 깊은 잠을 잘 수 있도록 평소 이완하는 습관을 들이기 바랍니다.

● 효과가 있는 기타 혈자리
⑨신문, ㉓태충, ⑧내관, ⑯삼음교

혈자리 위치

발뒤꿈치의 정 중앙에 있다.

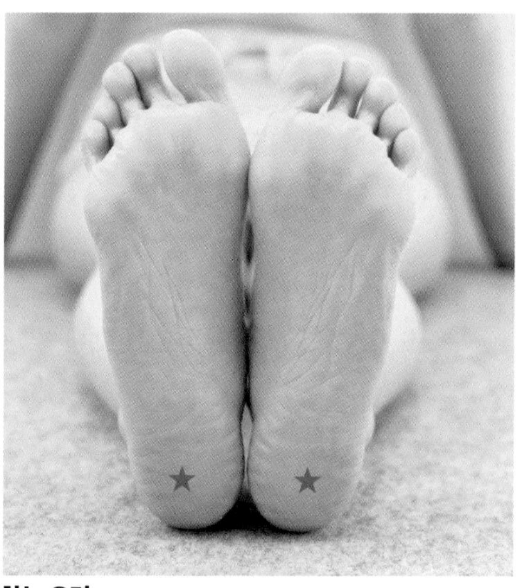

찾는 요령

뒤꿈치는 피부가 두껍지만 정중앙을 기준으로 찾으면 딱 느낌이 오는 지점이 있다.

혈자리1
모든 종류의 불면증에 효과

㉖ 실면(失眠)

실면은 이름 그대로 '잠을 잃었을 때' 위력을 발휘하는 불면증의 특효 혈자리로 알려져 있습니다. 책을 읽다가 잠이 깨버리거나 스트레스가 많아 잠이 오지 않을 때도 효과가 좋습니다.

혈자리 위치

배꼽에서 손가락 너비 5개 위로 올라간 부위에 있다. 위장의 정중앙에 해당하는 위치로 알려져 있다.

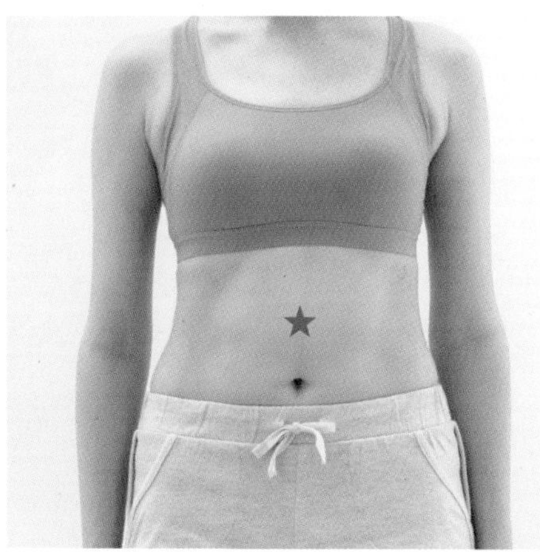

혈자리2
깊은 잠을 자지 못하는 사람에게 좋은 혈자리

❷ 중완(中脘)

위장의 기능 전반에 작용하는 중완은 무너진 호르몬의 균형을 바로 잡는 효능이 있습니다. '기·혈' 순환을 정상화하여 깊이 잠을 잘 수 있게 만듭니다.

찾는 요령

명치끝과 배꼽의 중간 지점을 기준으로 하여 그 주변을 쓰다듬으며 찾는다.

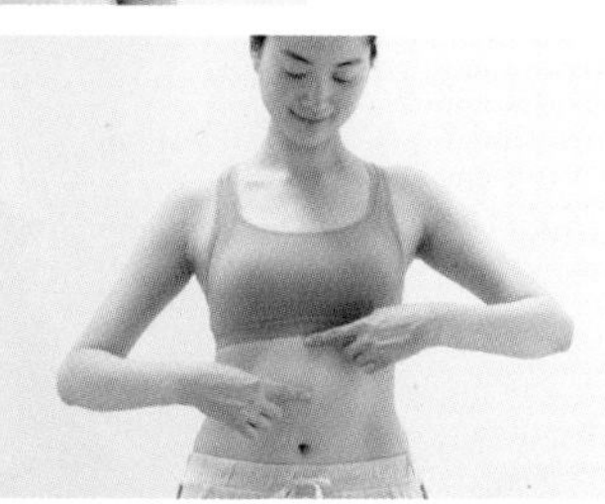

혈자리 위치

안쪽 복사뼈와 아킬레스건 중간의 파여 있는 곳

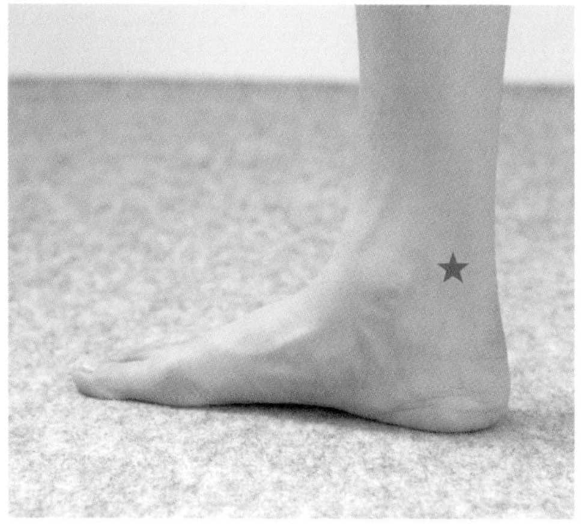

혈자리3
잠들기 어렵고 눈을 뜨기 힘들 때

⑰ 태계(太溪)

원기를 보충하는 태계는 허해지기 쉬운 신기를 보양하고 전신의 '기·혈' 흐름을 촉진합니다. 밤에 잠들기 어려울 때뿐만 아니라 몸이 차서 생기는 불면증, 아침에 눈뜨기 힘들 때도 효과적입니다.

찾는 요령

만졌을 때 그 부분만 차갑거나 습기가 느껴진다.

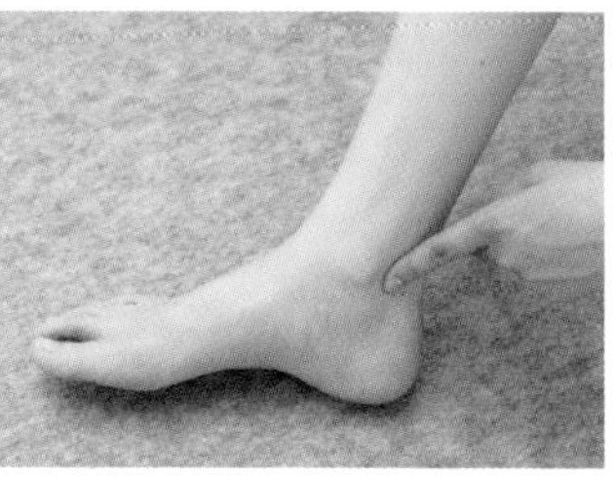

아침에 못 일어날 때

상쾌한 아침을 맞이하려면

아침부터 피곤하거나 의욕이 전혀 나지 않았던 경험이 누구나 한번쯤 있을 것입니다. 일시적인 현상이라면 문제가 없겠지만 계속된다면 매우 괴로울 것입니다.

가뿐하게 일어나지 못하는 것은 숙면을 취하지 못하고 몸에 피로가 남아 있거나 또는 스트레스 등 정신적인 긴장과 불안이 있는 것이 원인입니다. 불규칙한 생활도 숙면의 방해요인이 됩니다. 뜸으로 상쾌한 아침을 맞이할 수 있게 되기 바랍니다.

● 효과가 있는 기타 혈자리
⑭양릉천

혈자리 위치

안쪽 복사뼈와 아킬레스건 중간의 파여 있는 곳

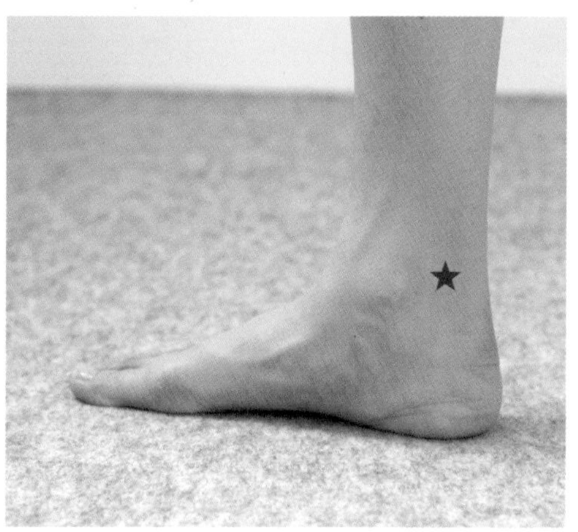

혈자리1
기력을 증강시키는 혈자리

⑰ 태계(太溪)

태계는 신경락(腎經絡)의 기운이 흐르는 혈자리입니다. 몸에 활력을 불어넣으며 '기·혈' 순환을 정상화합니다. 신진대사가 향상되므로 피로회복에도 좋습니다. 몸의 피로가 풀리면 머리도 맑아집니다.

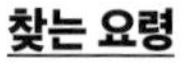

찾는 요령

만졌을 때 그 부분만 차갑거나 습기가 느껴진다.

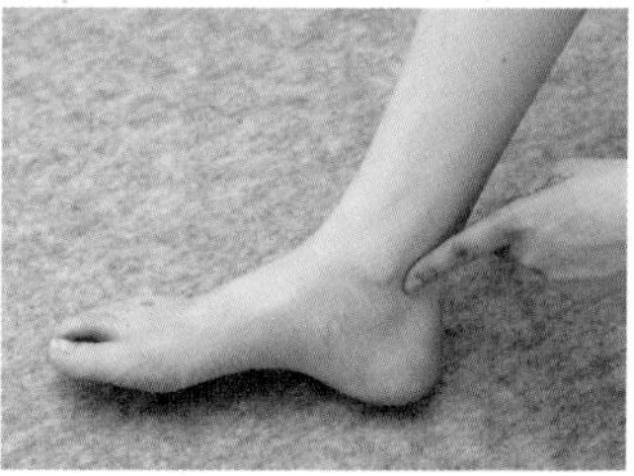

혈자리 위치

무릎 아래의 바깥쪽 파여 있는 부분에서 손가락 너비 4개만큼 내려간 곳

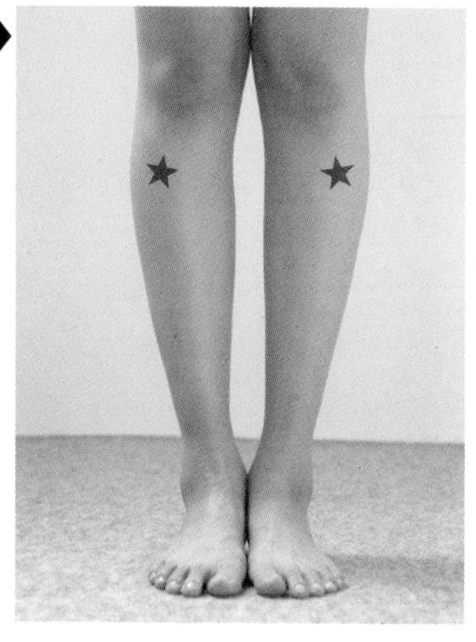

혈자리2
기력이 충만해진다

⑳ 족삼리(足三里)

몸에 원기와 저항력을 불어넣는 족삼리는 기력이 없거나 피로감이 남아 있는 몸을 개운하게 해줍니다. 혈압을 안정시키는 효능이 있어 긴장을 풀어주는 효과도 있습니다.

찾는 요령

무릎을 손바닥으로 감싸듯이 잡고 중지를 폈을 때 손가락 끝이 닿는 곳에 있다.

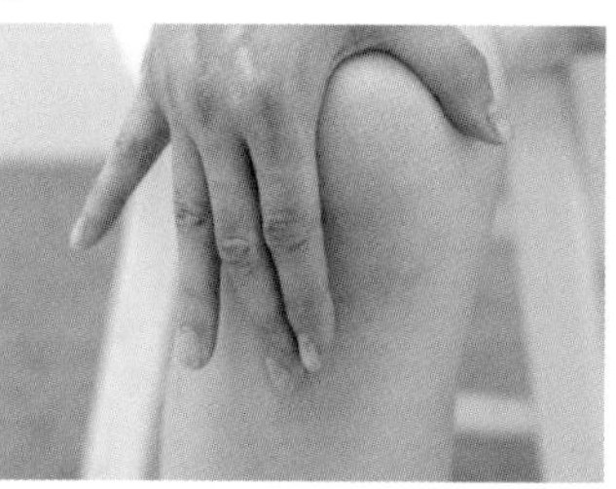

혈자리 위치

팔꿈치와 같은 높이의 등뼈부터 좌우 손가락 너비 2개 정도 바깥쪽에 위치함

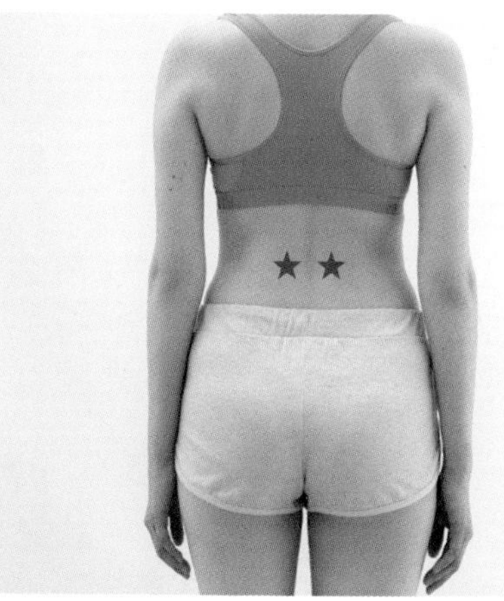

혈자리3
몸의 피로가 풀리지 않을 때

㉚ 신수(腎兪)

신기가 허해지면 피로해지기 쉽고 기력이 떨어집니다. 이 경우 신기 회복에 효과적인 신수를 자극하면 좋습니다. 아침에 일어나기 힘들고 피곤할 때 효과가 좋습니다.

찾는 요령

손가락으로 허리선과 같은 높이의 등뼈를 옆 방향으로 쓰다듬으며 찾는다.

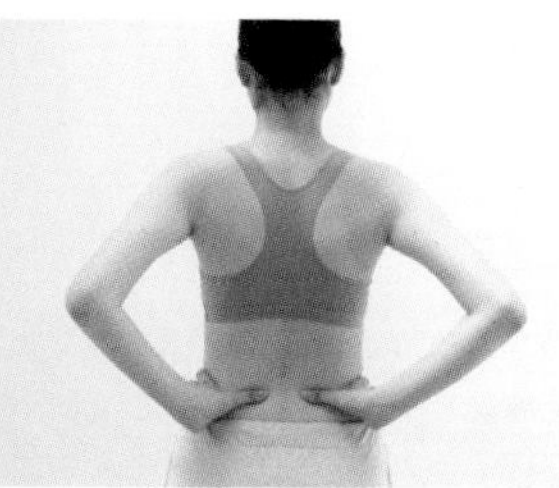

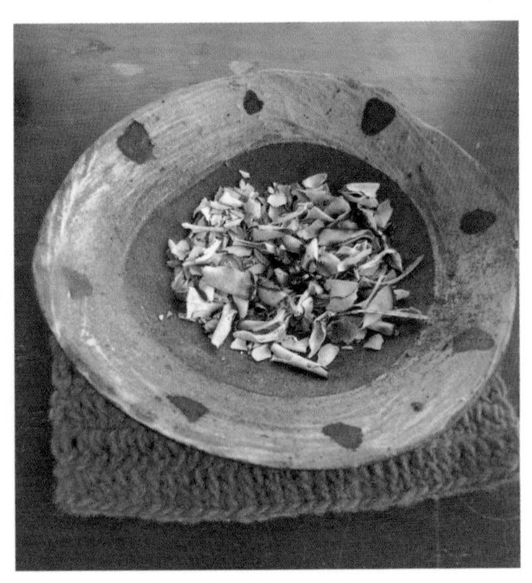

뜸의 향기도 좋지만 화이트 세이지를
태울 때의 연기와 향도 좋아해요.

따뜻함이 마음까지 울려 퍼져요

OLAibi 씨(드러머·타악기 주자)

컨디션이 나빠지면서 뜸을 뜨기 시작

뜸 경력 15년이라는 오라이비 씨에게는 뜸을 시작하기 전, 건강이 악화되어 병원을 다녔던 시기가 있었습니다.

"처방약을 복용했었는데 피부가 거칠어지는 등 부작용으로 계속 고생을 했어요. 나중에는 결국 그냥 약도 병원도 전부 다 끊어버렸죠. 그러면서 여러 건강 서적들을 읽으며 사람들 얘기를 듣고 스스로 내린 결론이 장기를 따뜻하게 하는 것이 정말 중요하다는 거였어요. 몸이 차가워지면 건강이 나빠진다는 걸 깨달은 거죠. 당시 저의 상황에 딱 맞는 얘기였어요."

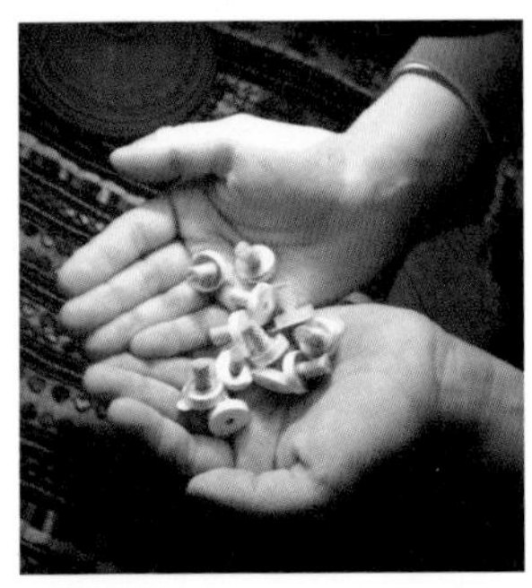

"뜸이 진짜 많죠!" 하며 뜸을 보여준
오라이비 씨 아들

그래서 예전부터 관심이 있었던 비파나무 잎을

이용한 온열요법을 시작했다고 합니다.

"비파나무 잎 추출물을 열로 몸에 투입하면서 몸속부터 따뜻하게 만드는 요법이에요. 정말 효과가 좋았는데, 좀더 간편하게 할 수 있는 다른 요법은 없을까 하며 찾아낸 것이 바로 뜸이었어요. 일시적인 처방이 아니라 꾸준히 지속하면서 자기 몸에 '가장 최상의 컨디션'을 기억하게 만드는 그런 느낌이 들었어요. 약에 질렸던 저에게 정말 이상적인 방식이었던 거죠."

오라이비 씨는 평소에 친구나 가족들 그리고 밴드 투어 중에는 멤버들과 뜸을 서로 떠주기도 합니다.

"하나같이 모두 '너무 시원하다!'라고들 해요. 저는 마사지도 좋아하는데 마시지는 받는 것도 남에게 해주는 것도 다 좋아해요. 뜸도 마찬가지예요. 손의 온

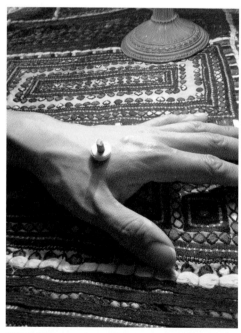

합곡에 뜸을 뜨고 있는 오라이비 씨. 작지만 몸을 직접 따뜻하게 하는 뜸에 대해 "꾸준히 지속하다 보면 정말 몸에 변화가 생겨요."

기처럼 '사람의 따뜻함'을 느낄 수 있는 요법은 몸뿐만 아니라 마음까지도 따뜻하게 만들어주죠. 재미있기도 하고 무엇보다 이완할 수 있다는 점이 정말 좋아요."

일상생활에서도 늘 몸을 따뜻하게 하는 것을 의식한다는 오라이비 씨는 음식도 최대한 몸을 차게 하는 식재료는 피하는 등 건강상식이 자연스럽게 몸에 배었다고 합니다.

"뜸과 마찬가지로 이러한 마음가짐과 습관들이 쌓이는 것이 건강에 정말 중요한 것 같아요."

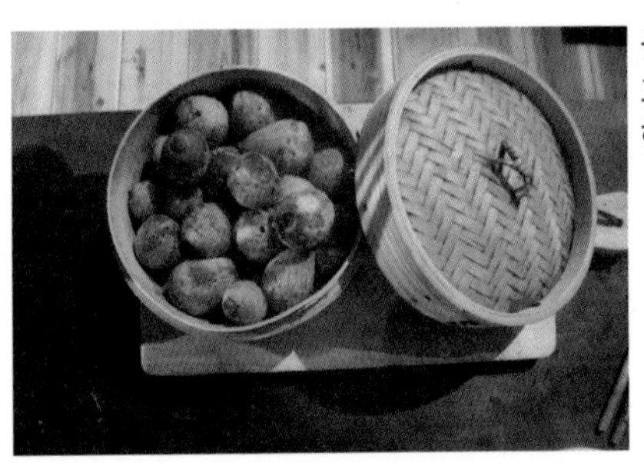

근채류와 파 등의 채소는 몸에 열을 생성시키는 효능이 있어 나무상자에 넣어서 부엌에 늘 비치해 놓는다.

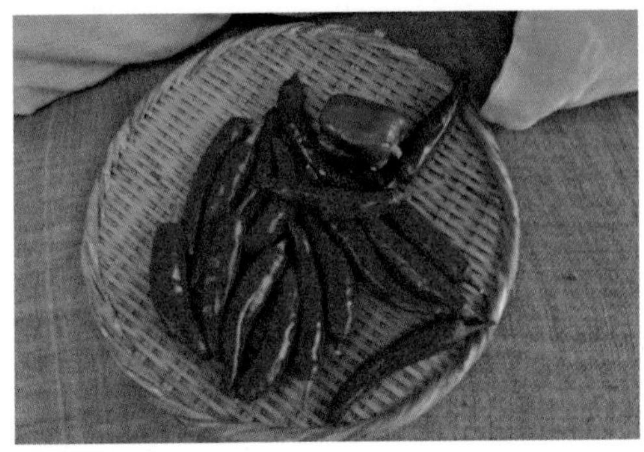

몸을 따뜻하게 만드는 식재료로서 빠질 수 없는 붉은 고추. 요리에 적극적으로 활용한다.

뜸은 '몸의 중심과의 연결고리'

뜸을 시작하면서 오라이비 씨는 피곤함을 덜 느끼게 되면서 몸의 변화를 직접 체험했습니다. 아무리 피곤해도 회복이 빨라졌다고 합니다.

"게다가 뜸을 뜨고 나면 저는 목소리가 커져요(웃음). 이것도 뜸의 장점일까요? 저에게 있어서 뜸은 '몸의 중심과의 연결고리'예요. 표면적인 부분뿐만 아니라 몸속 깊이까지 따뜻하게 하면서 몸을 천천히 치유해 나가는 점이 마음에 들어요. 최근엔 뜸 종류도 다양해졌는데, 저는 그래도 '연기가 폴폴 나는 뜸'이 좋아요. 천천히 올라오는 연기를 바라보면서 그 향을 맡고 있으면 마음까지도 차분해지거든요."

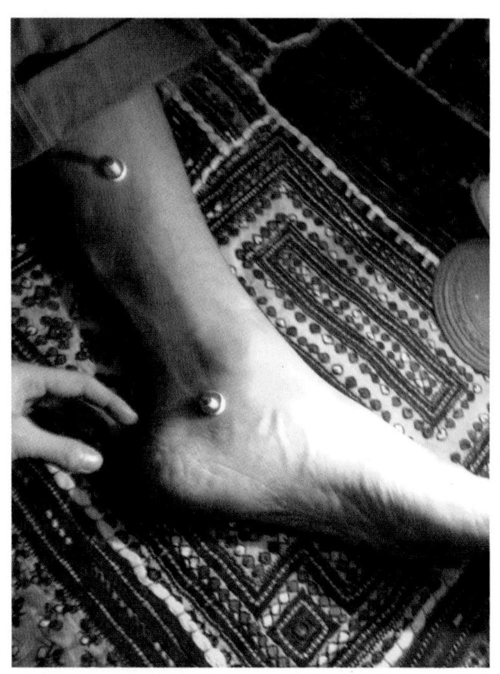

남편에게도 뜸을 떠 줍니다. 서로 편안한 마음으로 대화하면서 좋은 시간을 보낼 수 있어요.

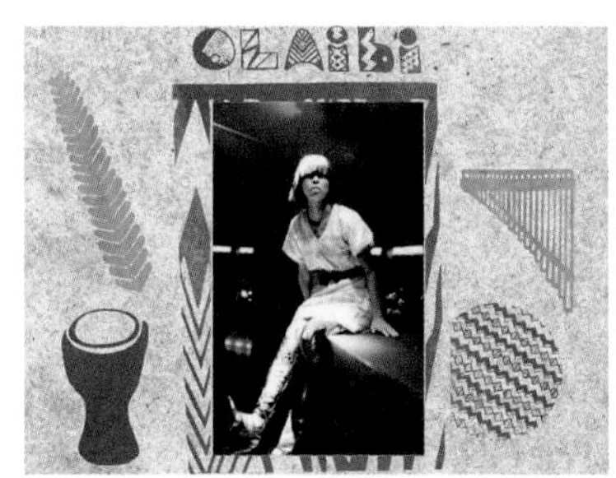

OLAibi(오라이비) 드라머, 퍼커셔니스트. 2002년 밴드 OOIOO에 합류. 그 후로 여러 유닛과의 합류와 세션, 음악제작 등 국내외에서 활동 중.

촬영/ OLAibi

틀어진 몸은 '마음'과도 관련이 있습니다

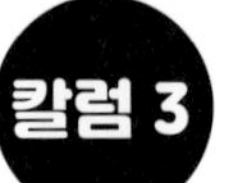

일상 동작 속에는 각자 나름의 '버릇'이 있습니다. 이것이 쌓이면 몸의 '틀어짐'이 됩니다. 틀어진 부분은 혈액순환 악화 = 혈자리가 되고, 몸이 차가워지면서 몸의 부조(不調)를 일으킵니다.

실은 이 틀어짐은 '마음'과 깊은 연관이 있습니다. 예를 들어 어린이들은 매우 순수하고 매사를 있는 그대로 받아들이며 수용합니다.

하지만 성장하면서 점점 비뚤어지거나 자기 마음을 숨기는 행동을 취하게 됩니다. 이때 몸을 옆으로 돌리면서 몸과 얼굴을 정면으로 볼 수 없는 자세를 취합니다. 마음이 틀어지면 몸도 틀어지는 것이지요. 동양의학에서는 '몸과 마음은 분리될 수 없다'고 봅니다. '모든 것을 받아들이는 넓은 마음'을 가지면 몸은 절대로 틀어지지 않는다는 것입니다.

아무리 그렇다고는 해도 부정적인 감정을 전혀 느끼지 않고 살아가기란 매우 어렵습니다. 그러나 '틀어져 있는 나 자신'을 깨닫기만 해도 상황은 많이 달라질 수 있습니다. '내가 좀 틀어졌나…'라고 알아차리고 생각과 마음을 정리한다면 틀어진 몸도 수정할 수 있습니다.

살다보면 틀어짐을 피할 수는 없습니다. 조금 이상하다 싶으면 자기 마음을 들여다보기 바랍니다. '병은 마음으로부터' 생긴답니다.

증상별 뜸의 혈자리

정신

기분이 가라앉거나 작은 일에도
쉽게 짜증이 나고 스트레스 때문에
오히려 과식하게 되는
그런 일들이 자주 있나요?
뜸은 마음을 안정시키는 데에도
효과를 발휘합니다.

스트레스 • 초조함

릴렉스 효과가 있는 혈자리를 중심으로 케어

걱정거리가 많고 신경 쓰이는 일이 끊이지 않으며 바빠서 쉴 시간조차 없는 등 현대인들은 스트레스와 불안함을 늘 느끼며 살아갑니다. 훌가분하게 마음을 놓을 틈이 없으므로 근육 또한 항상 긴장하고 있어야 합니다. 그러면 피로감이 한꺼번에 몰려오는 등 마음뿐만 아니라 몸이 느끼는 부담 또한 상당합니다.

이러한 증상에는 피로를 제거하고 긴장을 풀어서 이완을 유도하는 방법으로 대처할 수 있습니다. 잠시 쉬어가는 '뜸 타임'을 생활 속에 마련하는 것만으로도 상당한 이완 효과를 얻을 수 있습니다.

● 효과가 있는 기타 혈자리
⑨신문

혈자리 위치

손을 가볍게 쥐었을 때 중지 끝이 닿는 부분. 누르면 압통이 느껴짐

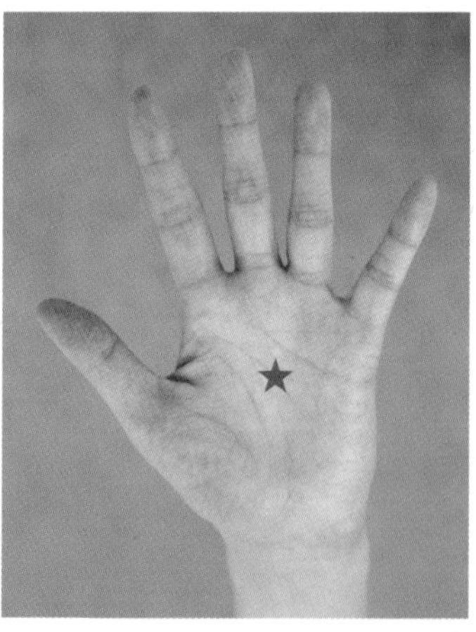

혈자리1
스트레스 해소와 힐링 혈자리

⑩ 노궁(勞宮)

노궁은 '피로가 거하는 곳'이라는 뜻이 있으며 '불로장수의 혈자리'로도 불립니다. 혈액순환을 촉진하고 스트레스와 피로를 제거합니다. 잘 풀리지 않는 권태감에도 효과적입니다.

찾는 요령

중지와 약지 뼈 사이를 쓰다듬으면서 파여 있는 부분을 찾는다.

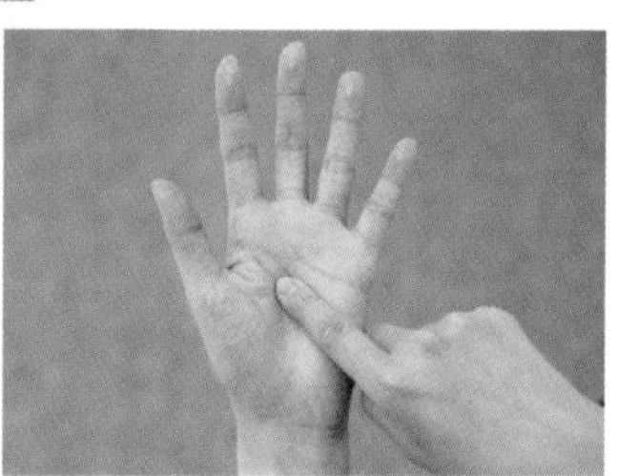

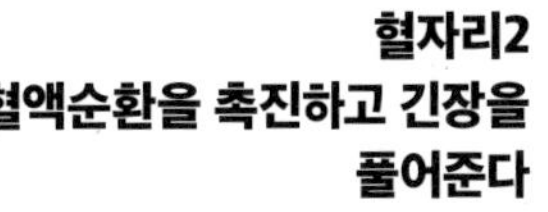

혈자리2
혈액순환을 촉진하고 긴장을 풀어준다

❻ 곡지(曲池)

혈자리 위치

팔꿈치 관절의 안쪽. 엄지 방향에 있으며 누르면 압통이 느껴짐

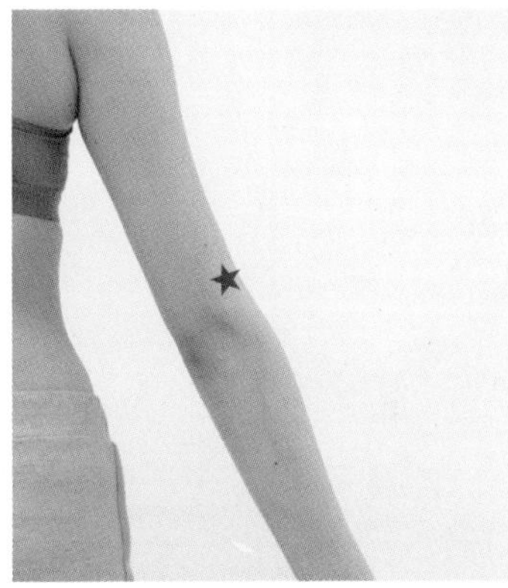

신(腎)기능을 높이고 위장기능을 개선하는 곡지는 혈액순환을 촉진하여 긴장된 근육을 풀어줍니다. 열이 역상(逆上)하는 것을 진정시키므로 화를 가라앉힙니다. 뜸으로 한숨 돌리며 스트레스를 해소하기 바랍니다.

찾는 요령

팔을 충분히 구부렸을 때 생기는 가로 주름의 끝자락

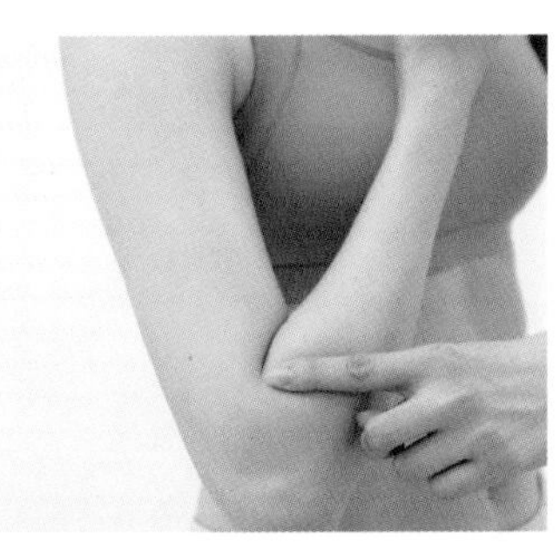

혈자리3
흥분된 마음을 가라앉히는 혈자리

㉓ 태충(太衝)

혈자리 위치

발등의 엄지발가락과 둘째발가락 뼈가 만나는 부분을 쓰다듬을 때 만져지는 움푹 파인 부분

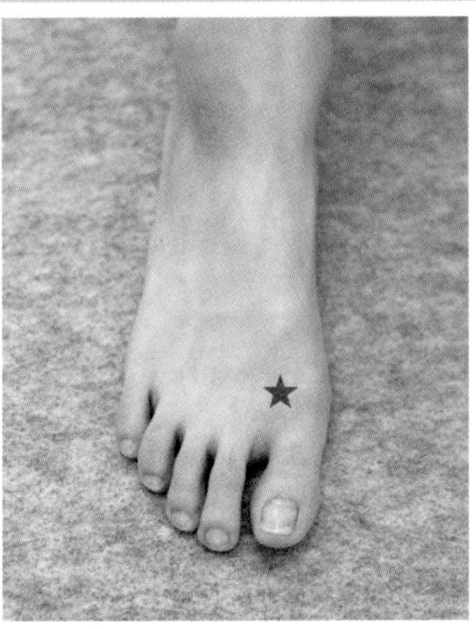

짜증이나 화는 기를 정체시켜 혈압과 내장기능의 기능을 손상시킵니다. 태충은 역상(逆上)한 기를 내리고 흥분된 마음을 가라앉히는 혈자리입니다. 화가 올라올 때 이곳에 뜸을 뜨면 좋습니다.

찾는 요령

발등의 엄지 뼈를 만질 때 뿌리 뼈 부근의 파여 있는 부분을 특히 더 세밀하게 체크한다.

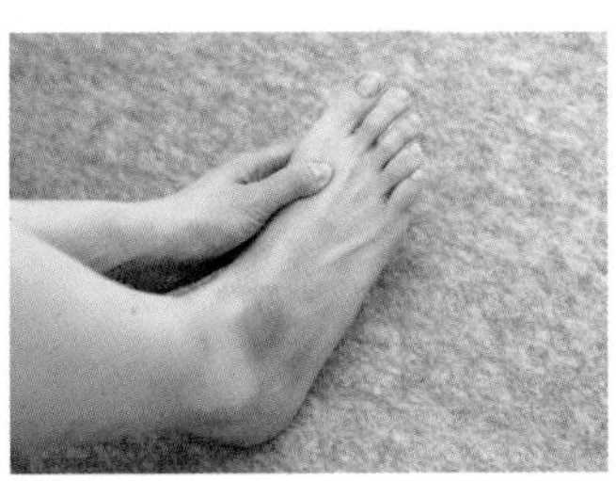

가벼운 우울증

몸과 마음은 확실히 연결되어 있다

스트레스와 피로가 누적되어 자율신경의 균형이 무너지면 마음도 활기를 잃게 됩니다. 매사가 귀찮아지고 기분이 심하게 가라앉게 되면 식욕도 없어지고 불면증과 변비, 권태감 등 여러 가지 증상들이 몸에 나타나기 시작합니다.

뜸으로 자율신경을 정상화시켜 긴장을 풀어주고 기의 흐름을 촉진하면 증상이 개선됩니다. 평소 휴식을 반드시 취하고 기분 전환하는 기회를 가질 수 있도록 노력하는 등 마음이 기뻐하는 시간을 가지면서 예방하기 바랍니다.

● 효과가 있는 기타 혈자리
⑩노궁

혈자리 위치

손목의 가로 주름에서 손가락 너비 3개 정도 떨어진 지점

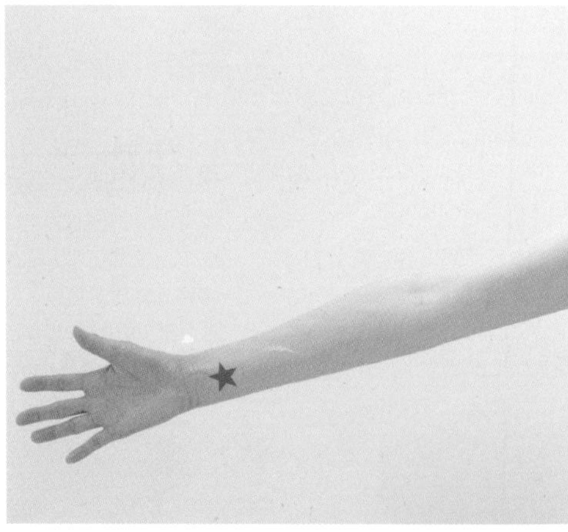

혈자리1
긴장을 풀고 마음을 차분하게 하는 혈자리

⑧ 내관(內關)

짜증이나 화를 진정시키고 스트레스 해소에 좋은 내관은 호흡을 가다듬고 마음을 안정시키는 혈자리입니다. 잡생각이 많아져 잠이 오지 않을 때도 효과적입니다. 무너진 혈액순환 균형을 정상으로 잡아주는 효능도 있습니다.

찾는 요령

손목을 안으로 구부릴 때 생기는 힘줄 위의 손목부터 손가락 너비 3개 정도 떨어진 곳이 내관이다.

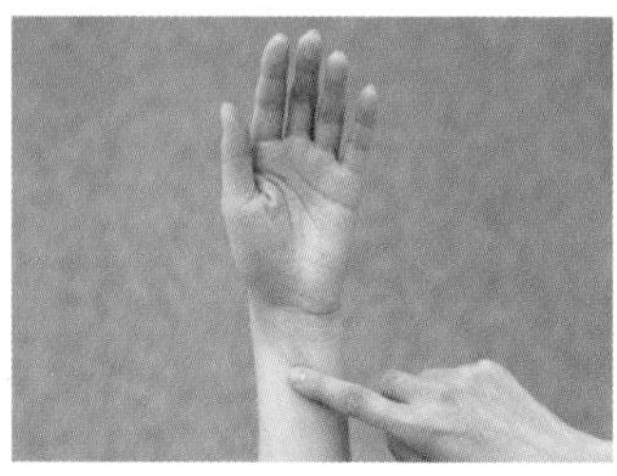

혈자리 위치

좌우 유두를 일직선으로 연결할 때 선의 정중앙에 위치

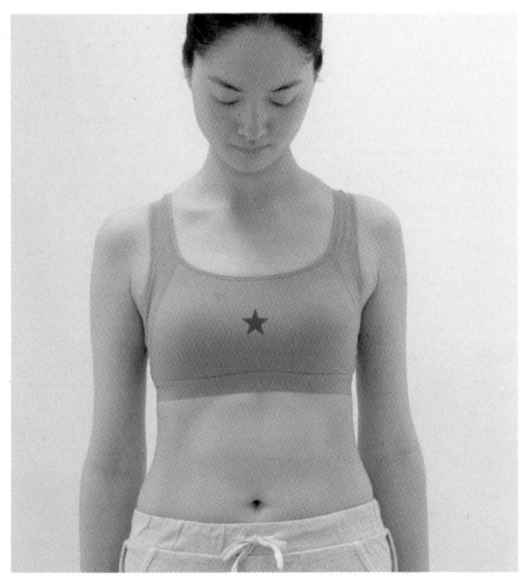

혈자리2

가슴이 답답할 때 효과

❶ 단중(膻中)

순환기계에 작용하는 단중은 마음[心]에도 작용하는 혈자리로 유명합니다. 긴장이나 불안을 느끼면 무의식중에 호흡이 얕아집니다. 이 혈자리는 호흡을 편안하게 만들며 기분을 차분하게 해줍니다.

찾는 요령

늑골 가운데 부근에 있다. 거울을 보며 대충 위치를 정해 놓으면 쉽게 찾을 수 있다.

혈자리 위치

안쪽 복사뼈 중앙에서 손가락 너비 4개 정도 위에 있다. 몸 안쪽 피부는 바깥쪽보다 얇으므로 화상에 주의할 것

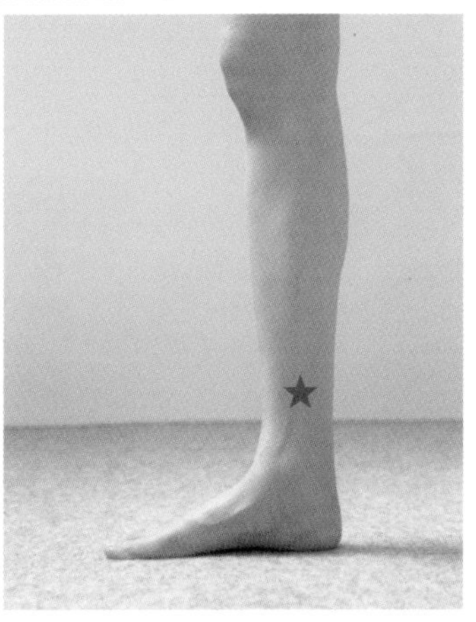

혈자리3

혈액순환을 정상화하여 자율신경을 안정시킨다

⑯ 삼음교(三陰交)

여성에게 만능 혈자리인 삼음교는 피곤한 마음도 치유해 줍니다. 혈의 흐름을 정상화하여 무너진 자율신경을 개선하므로 기력이 없거나 짜증이 날 때도 효과가 있습니다.

찾는 요령

뼈 뒤편을 누르면 압통이 느껴짐

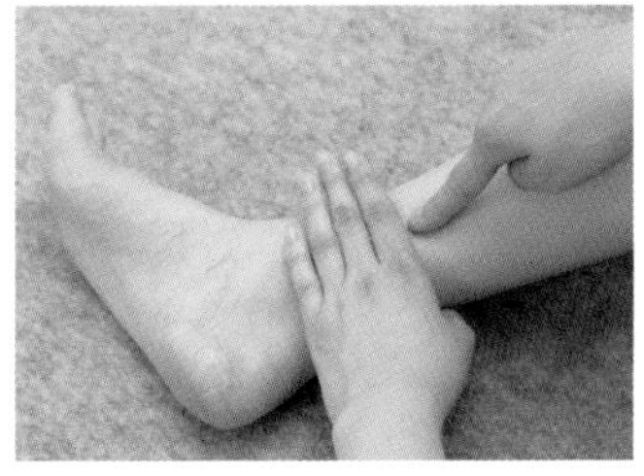

불안

아무것도 손에 잡히지 않는 불안은 '마음이 SOS' 신호를 보내는 것

갑자기 불안해지거나 불안해서 도저히 가만히 있을 수 없는 등 특별한 원인이 없는데도 불안감이 느껴진다면 이는 어쩌면 과도한 스트레스와 피로로 인한 마음의 SOS 신호일 수도 있습니다.

이 경우 심신은 매우 강한 긴장 상태에 놓여 있습니다. 마음의 실조에 반응하는 혈자리에 뜸을 뜨면서 불안과 긴장을 해소하기 바랍니다. 자율신경이 정상화되면 내장의 기능도 개선됩니다. 몸도 마음도 모두 활력을 되찾기 바랍니다.

● 효과가 있는 기타 혈자리
⑨신문, ⑯삼음교, ②중완

혈자리 위치

좌우 유두를 일직선으로 연결할 때 선의 정중앙에 위치

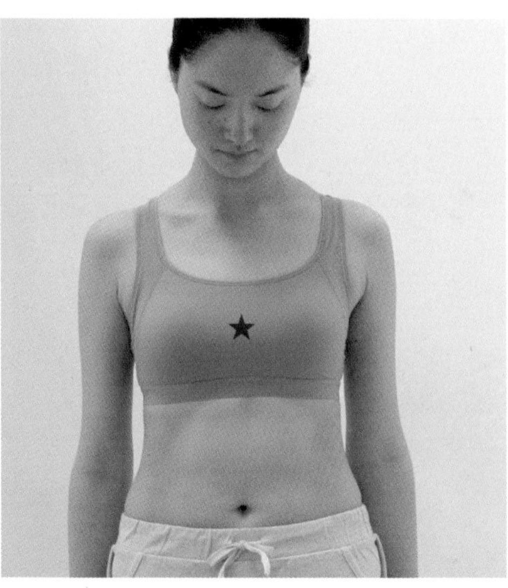

찾는 요령

늑골 가운데 부근에 있다. 거울을 보며 대충 위치를 정해 놓으면 쉽게 찾을 수 있다.

혈자리1
심호흡으로 이완

❶ 단중(膻中)

걱정이나 불안으로 가슴이 두근거리거나 우울해지면 호흡이 가빠지면서 가슴이 답답해집니다. 단중은 이와 같은 긴장이나 뭉침을 풀어주는 혈자리입니다. 호흡을 편안하게 하며 흥분된 마음을 가라앉힙니다. 짜증이나 우울에도 효과가 있습니다.

과식·거식

스트레스와 긴장은 식생활에도 지장을 준다

뭔가 먹고 있지 않으면 불안하거나 아니면 반대로 먹고 싶은 생각이 전혀 들지 않을 때가 있습니다. 평소의 위장 상태에도 영향을 받지만 이와 같은 과식이나 거식은 생활 속에서의 스트레스나 피로와 큰 관련이 있습니다.

먼저 자율신경을 정상화하여 '기·혈' 순환을 개선해야 합니다. 불규칙한 식생활로 약해진 위장을 다스리는 것도 중요합니다. 에너지원인 식사를 제대로 섭취하면 점차 마음도 활기를 되찾습니다. 마음이 건강해지면 몸의 상태도 함께 좋아집니다.

● 효과가 있는 기타 혈자리
㉙위수

혈자리 위치

발등의 엄지발가락과 둘째발가락 뼈가 만나는 부분을 쓰다듬을 때 만져지는 움푹 파인 부분

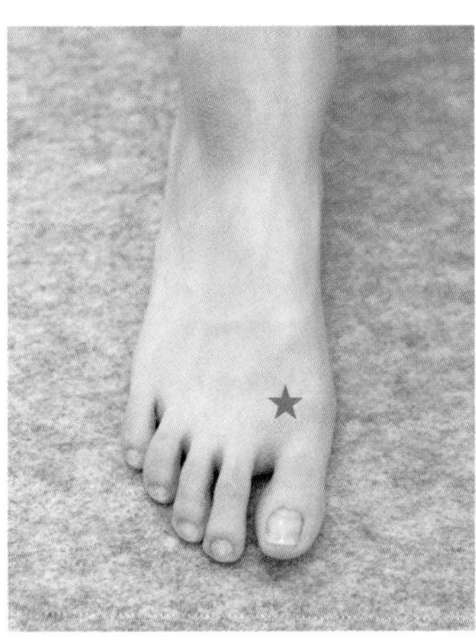

혈자리1
먹는 것에 대한 스트레스를 완화

㉒태충(太衝)

간기능을 높이는 태충은 몸에 남은 노폐물을 원활하게 배출하도록 만드는 혈자리입니다. 격앙된 감정을 가라앉히며 들뜬 혈을 안정시키므로 짜증과 화가 진정됩니다. 먹는 것에 대한 스트레스를 해소하면 몸속 내장부터 건강이 회복됩니다.

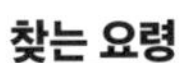

찾는 요령

발의 엄지 뼈를 만질 때 뿌리 뼈 부근의 파여 있는 부분을 특히 더 세밀하게 체크한다.

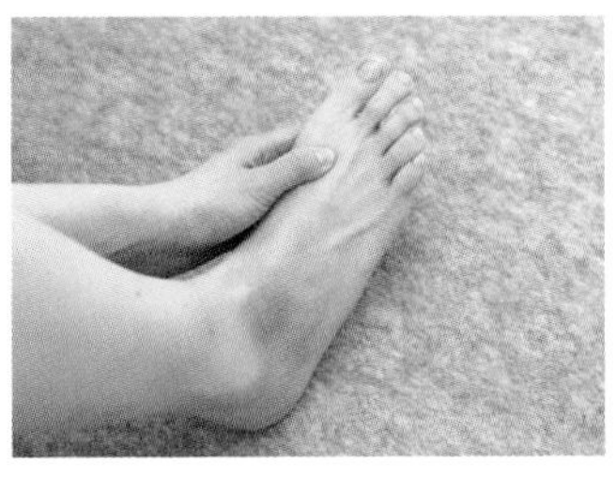

혈자리 위치

무릎 아래의 바깥쪽 파여 있는 부분에서 손가락 너비 4개만큼 내려간 곳

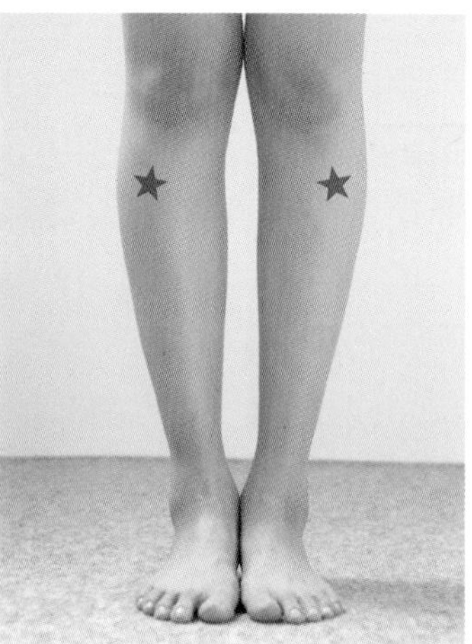

혈자리2
스트레스로 약해진 위장을 치유한다

⑳ 족삼리(足三里)

족삼리는 위장계통 질환에 자주 활용되는 혈자리입니다. 약해진 위장을 다스려서 소화기능을 높이므로 스트레스로 인한 식욕부진을 해소하고 과식에도 효과가 있습니다. 소화불량에 따른 더부룩함에도 좋습니다.

찾는 요령

무릎을 손바닥으로 감싸듯이 잡고 중지를 폈을 때 손가락 끝이 닿는 곳에 있다.

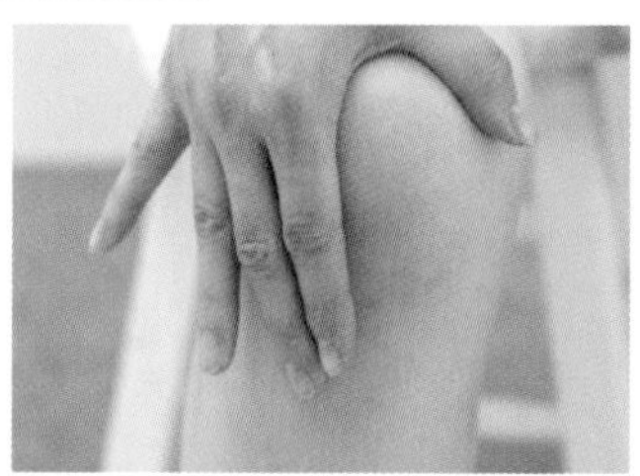

혈자리 위치

엄지발가락 옆쪽의 뿌리 뼈 부근에 있음. 튀어나온 뼈 바로 아래의 파여 있는 곳을 기준으로 찾는다.

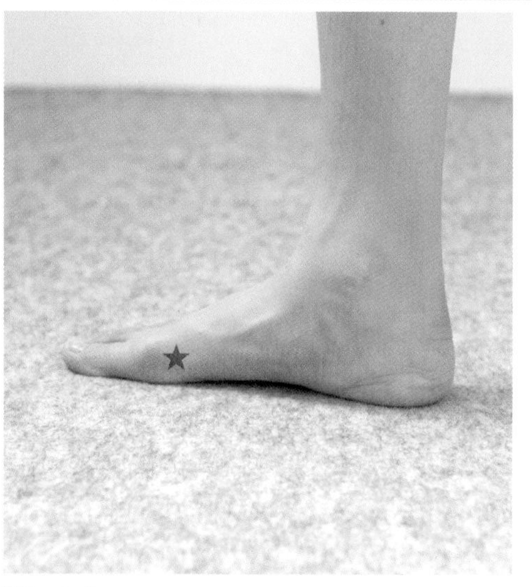

혈자리3
복부 불쾌감을 해소

⑲ 태백(太白)

소화기계통에 원기를 불어넣는 혈자리입니다. 우울감이나 전신 권태감에도 효과가 있습니다. 식욕부진과 과식으로 인한 복부팽만감을 완화하고 스트레스로 약해진 위장을 건강한 상태로 회복시킵니다.

찾는 요령

엄지발가락 측면을 부드럽게 쓰다듬어 보면 파여 있는 곳을 찾을 수 있다.

증상별 뜸의 혈자리

여성의 질환

뜸은 여성 질환을 자가 치료하는 데
매우 유용합니다.
몸의 냉기(冷氣)는 만병의 원인으로
알려져 있는데
여성은 특히 더 몸이 냉해지기 쉽습니다.
뜸으로 몸을 따뜻하게 하여 괴로운
증상들로부터 벗어날 수 있기 바랍니다.

생리불순

호르몬 균형과 불규칙한 생활습관을 개선해야

생리 주기는 개인마다 다소 차이가 있지만 보통 28일 전후가 기준입니다. 이 주기가 불규칙하고 안정적이지 않다면 어딘가 문제가 있을 가능성이 있습니다.

생리는 불규칙한 생활과 편식, 환경과 피로, 스트레스에도 크게 영향을 받습니다. 무리한 다이어트로 호르몬 균형이 깨져도 생리 주기가 변할 수 있습니다. 규칙적인 생활과 스트레스가 쌓이지 않도록 노력하는 등 평소 생활을 잘 관리하는 것이 생리불순을 개선하는 지름길입니다.

● 효과가 있는 기타 혈자리
매사에 짜증을 느끼는 타입⑫합곡, ④관원/평소 활력이 없는 타입㉓태충, ㉚신수, ⑲태백

혈자리 위치

안쪽 복사뼈 중앙에서 손가락 너비 4개 정도 위에 있다. 몸 안쪽 피부는 바깥쪽보다 얇으므로 화상에 주의할 것

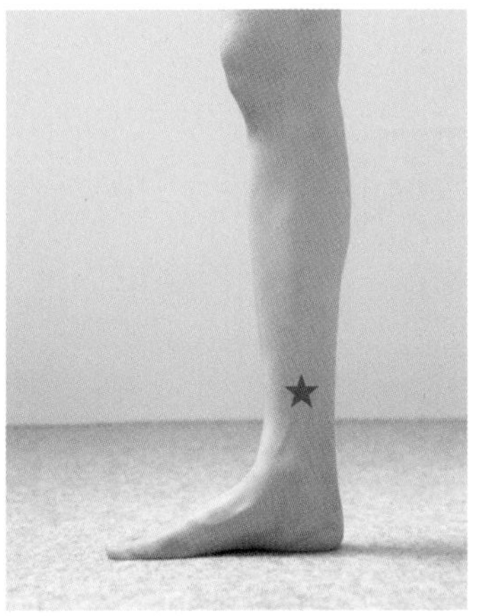

혈자리1
호르몬 분비의 균형을 정상화

⑯ 삼음교(三陰交)

무너진 호르몬 균형과 '기·혈·수'의 순환을 개선합니다. 열을 생성해 내는 힘이 회복되므로 '냉기'로부터 몸을 보호합니다. 매사에 짜증이 나거나 반대로 몸이 쳐지는 타입 모두에 효과를 발휘합니다.

찾는 요령

뼈 뒤편을 누르면 압통이 느껴짐

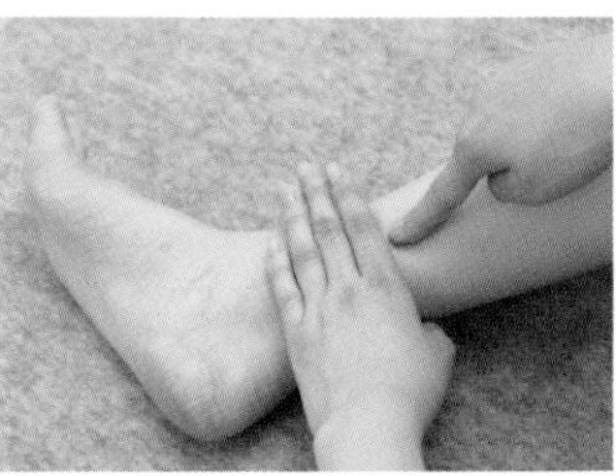

혈자리 위치

안쪽 복사뼈와 아킬레스건 중간의 파여 있는 곳

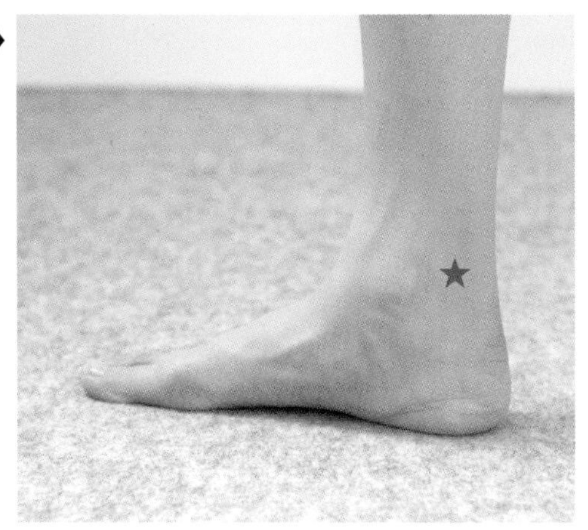

혈자리2
매사에 짜증이 날 때

⑰ 태계(太溪)

신경(腎經)의 기능과 배뇨기능에 작용하는 태계는 몸 전반의 에너지를 자양하는 혈자리입니다. 원기가 생기면 짜증도 자연스럽게 해소됩니다. '기·혈'의 흐름을 촉진하며 생리 리듬을 회복시키는 효과가 있습니다.

찾는 요령

만졌을 때 그 부분만 차갑거나 습기가 느껴진다.

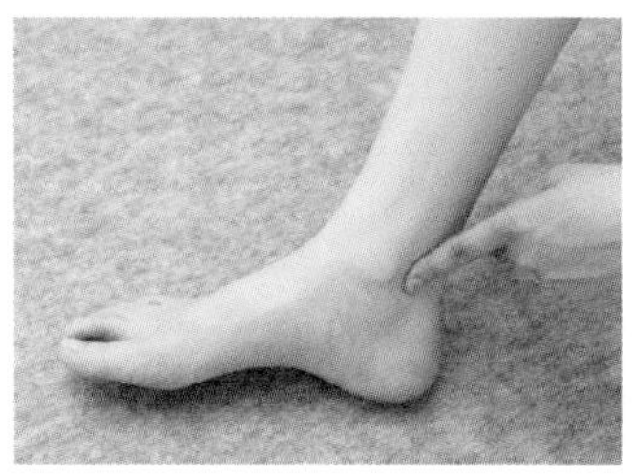

혈자리 위치

몸의 중심 선상에 위치하며, 배꼽부터 손가락 너비 4개 아래만큼 내려간 곳에 있음

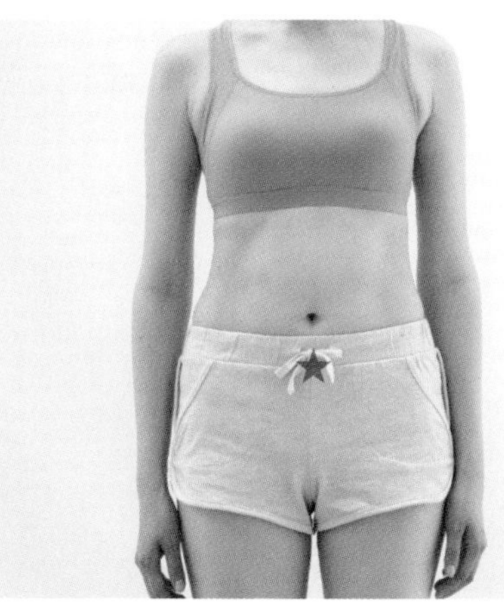

혈자리3
난소기능을 조절한다

④ 관원(關元)

관원은 부인과 질환에 효과를 발휘하는 혈자리입니다. 난소기능을 높이는 한편 피로회복에도 효과가 있으므로 기운이 없는 타입에 매우 좋습니다. 면역력을 높여 감염병을 예방합니다.

찾는 요령

검지를 배꼽에 대고 손가락으로 측정한다. 손가락 너비 4개 바로 아래의 위치가 기준이다.

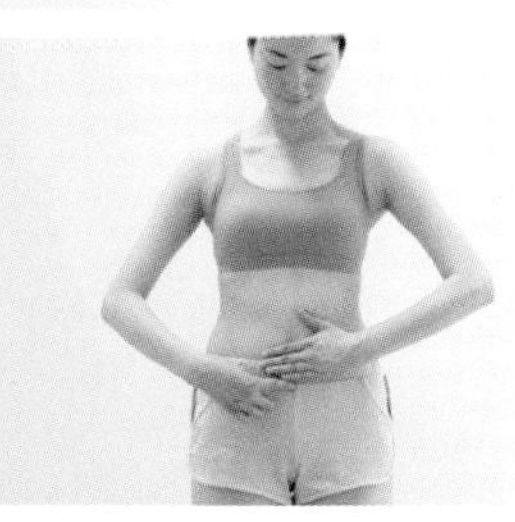

생리통

혈액순환을 개선하고 부인과 질환의 특효 혈자리를 활용

매달 생리 때마다 마음이 우울해지는 생리통은 생리혈이 통과하는 경관과 자궁 입구의 강력한 수축으로 인해 일어납니다. 그밖에도 호르몬 분비의 불균형과 냉체질, 어혈, 스트레스가 원인인 경우도 많습니다. 생리통 개선에는 부인과 질환에 특효인 혈자리가 도움이 됩니다. 여기에 혈액순환을 돕고 냉체질과 통증을 개선하는 혈자리도 효과를 발휘합니다.

뜸과 생활습관 개선으로 고질적인 생리통에서 해방되기 바랍니다.

● 효과가 있는 기타 혈자리
기운이 없는 타입⑳족삼리, ⑰태계/매사에 짜증을 느끼는 타입④관원

혈자리 위치

안쪽 복사뼈 중앙에서 손가락 너비 4개 정도 위에 있다. 몸 안쪽 피부는 바깥쪽보다 얇으므로 화상에 주의할 것

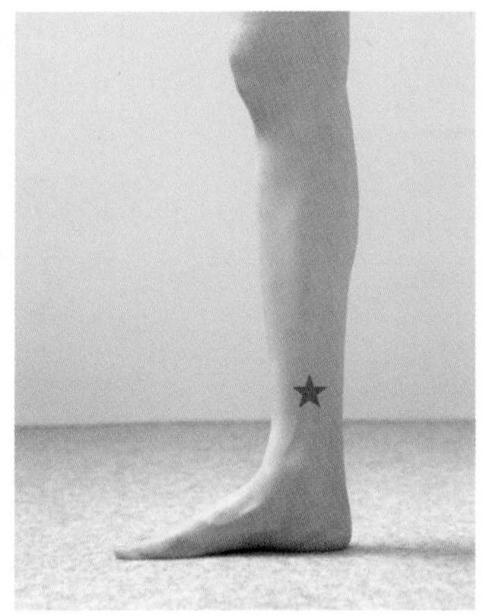

혈자리1
여성 특유의 고민을 해결한다

⑯ 삼음교(三陰交)

'부인과 질환에는 삼음교'라는 말이 있을 정도로 여성 질환에 으뜸인 혈자리입니다. 호르몬 균형을 정상화시키고 짜증을 개선합니다. 몸을 따뜻하게 만들므로 기운이 없는 타입의 기력을 회복시킵니다. 평소 자주 뜸을 뜨면 생리통 예방에도 좋습니다.

찾는 요령

뼈 뒤편을 누르면 압통이 느껴짐

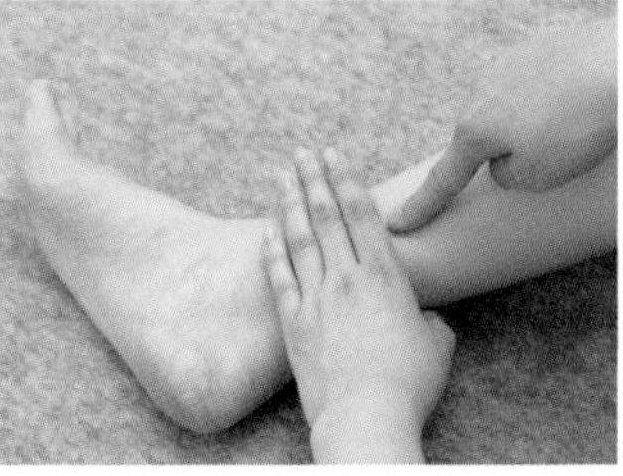

혈자리 위치

손등을 위로 향하게 하고 엄지와 검지 뼈가 만나는 부근부터 검지 방향으로 쓰다듬을 때 파여 있는 부분

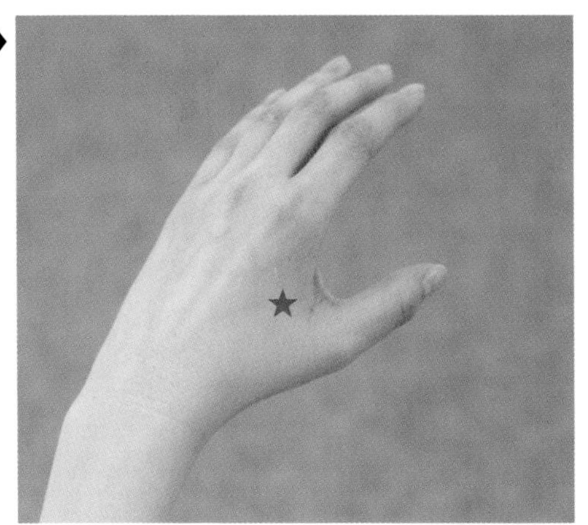

혈자리2
허리가 불편할 때

⑫ 합곡(合谷)

'기'와 '혈' 순환을 개선하여 통증을 경감시키는 합곡은 생리로 인한 하복부 복통과 위통을 완화합니다. 합곡은 만성피로와 몸의 전반적인 통증에 효과가 있습니다.

찾는 요령

엄지와 검지의 뼈가 만나는 부근의 파여 있는 부분. 누르면 시원한 압통이 느껴짐

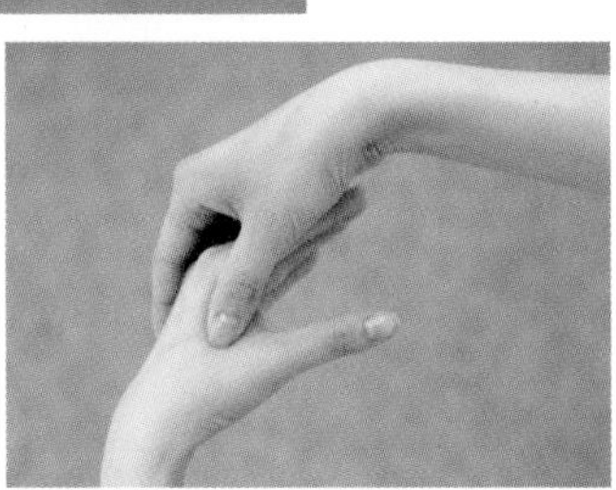

혈자리 위치

발등의 엄지발가락과 둘째발가락 뼈가 만나는 부분을 쓰다듬을 때 만져지는 움푹 파인 부분

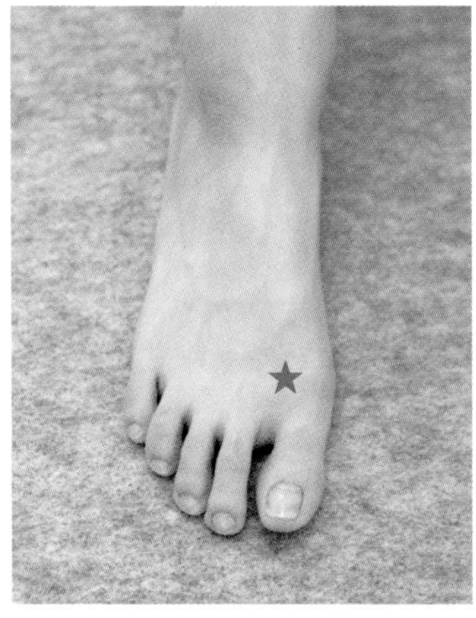

혈자리3
몸에 기력을 불어넣는다

㉓ 태충(太衝)

발에 있는 태충은 생리불순과 생리통 등 생리로 인한 증상에도 활용할 수 있는 혈자리입니다. 간의 기능을 원활하게 하므로 기혈 흐름이 회복됩니다. 두통과 구역감 등 불쾌한 증상을 완화합니다.

찾는 요령

발의 엄지 뼈를 만질 때 뿌리 뼈 부근의 파여 있는 부분을 특히 더 세밀하게 체크한다.

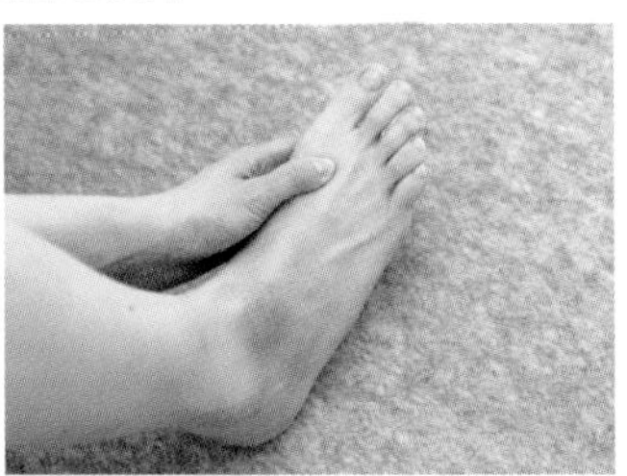

방광염

여성에게 많은 배뇨 관련 증상

화장실에 자주 가고 싶어지거나 배뇨 시 통증이 있고 시원치 않은 잔뇨감이 느껴지는 것이 방광염입니다. 이는 요도의 세균감염이 원인입니다. 몸이 피로하거나 냉해지면 몸의 면역력이 약해지는데, 이때 걸리기 쉽습니다. 세균감염의 경우 병원에서의 항생제 투여가 필요하므로 진찰을 받아야 합니다.

방광염은 만성화되기 쉬우므로 평소 '신'기능을 높여 세균에 대항할 수 있는 면역력을 키우는 것이 중요합니다. 이를 위해 평소 '기·혈·수'의 순환을 원활하게 만드는 것이 좋습니다.

● 효과가 있는 기타 혈자리
㉕용천, ㉚신수

혈자리 위치

몸의 중심 선상에 위치하며, 배꼽부터 손가락 너비 4개 아래로 내려간 곳에 있음

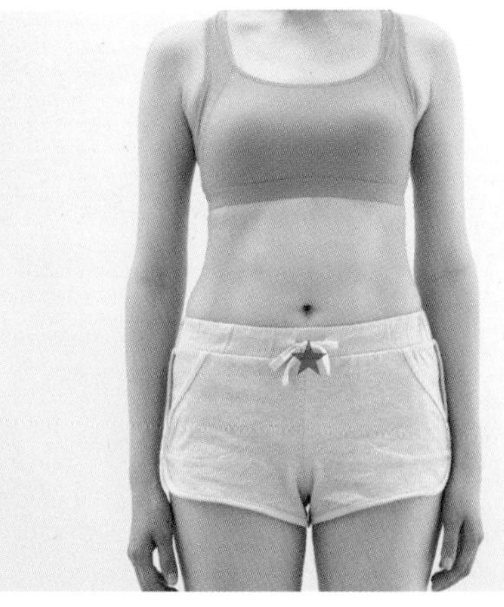

혈자리1
몸이 지닌 자연치유력을 강화한다

❹관원(關元)

'부인과 질환에는 삼음교'라는 말이 있을 정도로 여성 질환에 으뜸인 혈자리입니다. 호르몬 균형을 정상화시키고 짜증을 개선합니다. 몸을 따뜻하게 만들므로 기운이 없는 타입의 기력을 회복시킵니다. 평소 자주 뜸을 뜨면 생리통 예방에도 좋습니다.

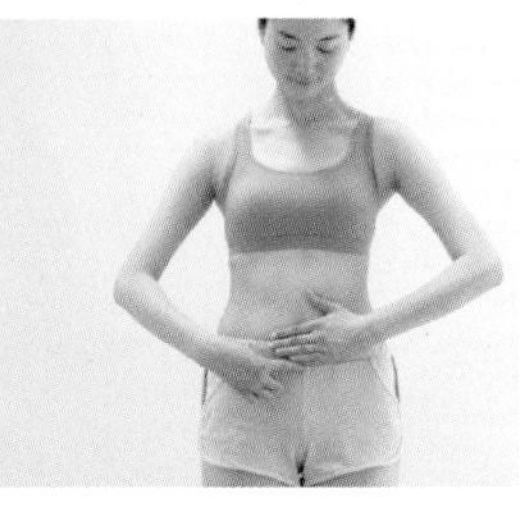

찾는 요령

검지를 배꼽에 대고 손가락으로 측정한다. 손가락 너비 4개 바로 아래의 위치가 기준이다.

혈자리 위치

몸의 중심 선상에서 배꼽부터 손가락 너비 5개 아래로 내려간 부분. 관원보다 조금 아래에 위치한다.

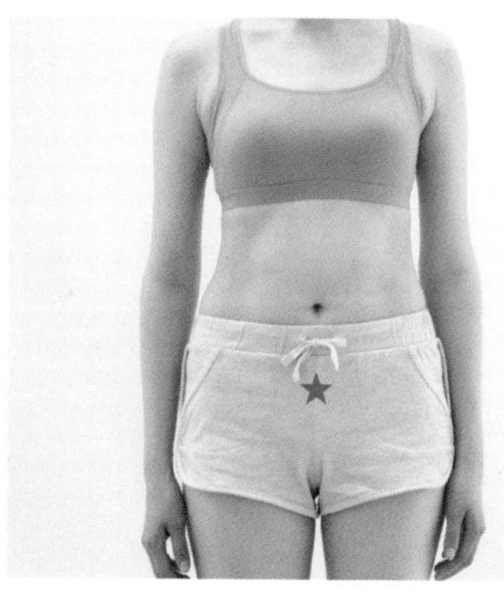

혈자리2
불쾌한 잔뇨감을 없앤다

❺ 중극(中極)

신기능을 높이고 활성화하는 중극은 빈뇨와 잔뇨감, 배뇨통, 배뇨 곤란과 같은 증상을 완화하는 방광염 특효 혈자리입니다. 혈액순환을 개선하므로 냉체질에도 좋습니다.

찾는 요령

배꼽 바로 아래에 엄지를 대고, 그 밑으로 다른 한쪽 손의 네 손가락을 댄다. 그 손의 새끼손가락이 닿는 위치가 중극이다.

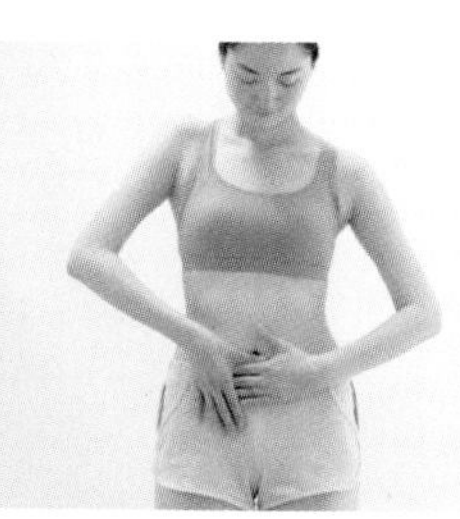

혈자리 위치

안쪽 복사뼈 중앙에서 손가락 너비 4개 정도 위에 있다. 몸 안쪽 피부는 바깥쪽보다 얇으므로 화상에 주의할 것

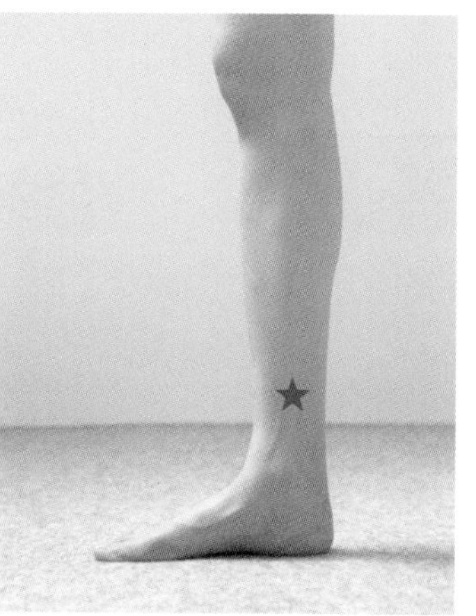

혈자리3
'기·혈·수'의 균형을 정상화한다

⓰ 삼음교(三陰交)

부인과 질환을 전반적으로 치료하는 삼음교도 방광염에 효과가 있습니다. 약해진 신기능을 개선하여 배뇨를 촉진하므로 부종을 개선합니다. 몸을 따뜻하게 하여 '기·혈·수'의 균형을 잡아줍니다.

찾는 요령

뼈 뒤편을 누르면 압통이 느껴짐

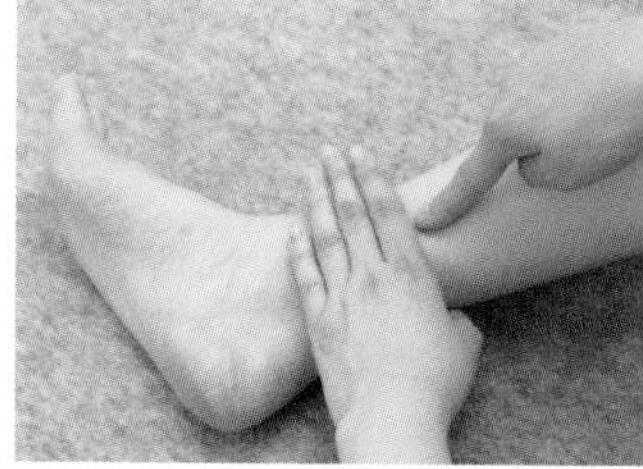

갱년기장애

자율신경의 균형이 깨지면서 여러 이상 증상들이 나타난다

갱년기장애는 여성의 폐경기 전후에 나타나는 여러 이상 증상들입니다. 특별히 병은 없는데 화끈거림과 갑작스러운 발한, 두통과 두근거림, 짜증과 불면, 어깨결림과 피로감 등 여러 가지 불쾌한 증상들이 나타납니다.

갱년기장애의 정도와 기간은 개인마다 차이가 있으며, 여성호르몬의 감소로 인해 자율신경의 균형이 깨지는 것이 그 원인입니다. 심할 경우 기분이 가라앉으면서 우울증과 유사한 상태가 되기도 합니다. 폐경 전후의 괴로운 시기를 조금이라도 가볍게 넘길 수 있도록 자율신경을 정상화하고 심신을 이완시키기 바랍니다.

● 효과가 있는 기타 혈자리
⑯삼음교, ⑥곡지, ⑫합곡, ④관원

혈자리 위치

발등의 엄지발가락과 둘째발가락 뼈가 만나는 부분을 쓰다듬을 때 만져지는 움푹 파인 부분

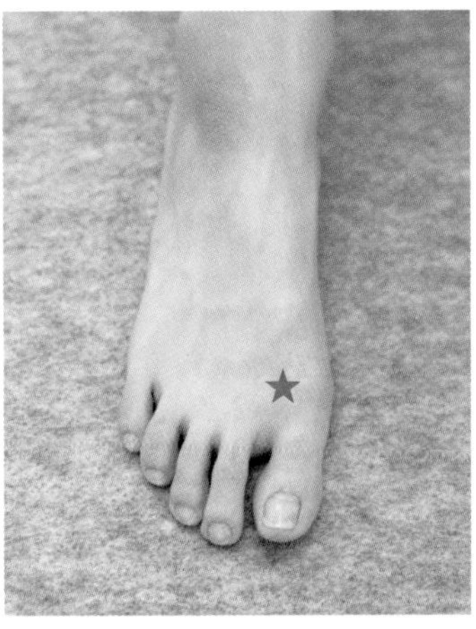

혈자리1
에너지를 보충하여 원기를 회복시킨다

㉓ 태충(太衝)

혈압을 떨어뜨려 마음을 차분하게 가라앉히는 태충은 에너지를 보충하는 혈자리입니다. 호르몬 균형이 깨질 때 생기는 짜증과 두통, 역상(逆上)한 열에 효과가 좋습니다.

찾는 요령

발의 엄지 뼈를 만질 때 뿌리 뼈 부근의 파여 있는 부분을 특히 더 세밀하게 체크한다.

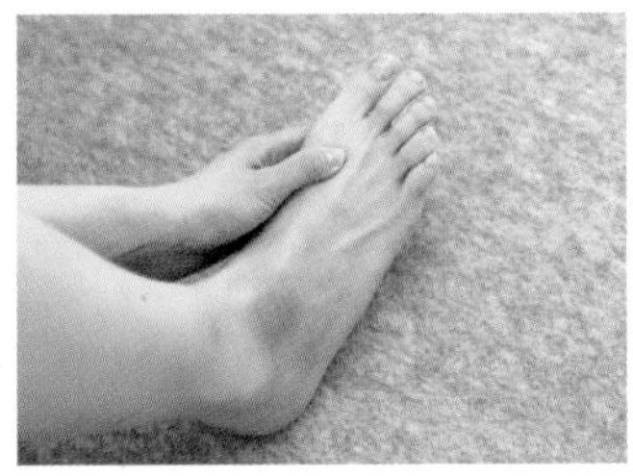

PMS(월경전 증후군)

집중력 저하와 몸의 불쾌감과 같은 생리 전에 생기는 여러 증상들

생리하기 5~10일 전부터 나타나는 짜증과 두통, 현기증, 부종, 유방 팽만감 등의 불쾌한 증상을 PMS(월경전 증후군, Premenstrual syndrome)이라고 합니다. 여성호르몬의 분비가 불안정해지는 것이 그 원인입니다.

갱년기장애와 마찬가지로 증상과 정도에는 개인차가 있습니다. 이 시기가 되면 기혈순환이 정체되므로 기분이 우울해지고 마음이 가라앉기 쉽습니다. 호르몬 분비를 안정시키며 몸과 마음의 균형을 잡아주는 뜸으로 증상을 경감시키기 바랍니다.

● 효과가 있는 기타 혈자리
④관원

혈자리 위치

안쪽 복사뼈 중앙에서 손가락 너비 4개 정도 위에 있다. 몸 안쪽 피부는 바깥쪽보다 얇으므로 화상에 주의할 것

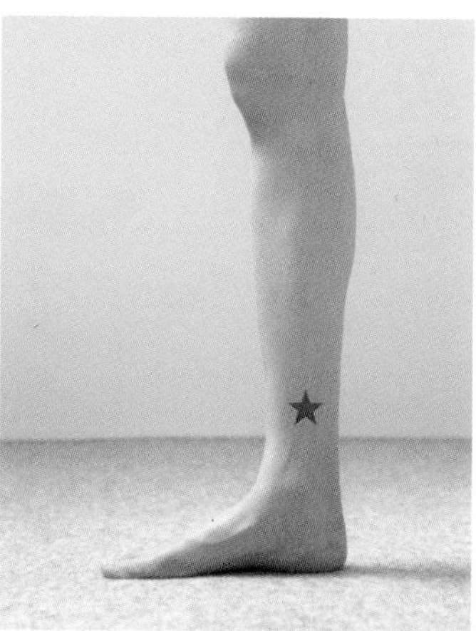

혈자리1
부인과 질환의 으뜸 혈자리로 증상을 완화

⑯ 삼음교(三陰交)

혈액순환을 돕고 여성호르몬 분비의 균형을 잡아주는 삼음교는 PMS 증상에도 효과를 발휘합니다. 자연치유력을 높여 몸의 불쾌 증상을 완화하며 불안정한 기분을 진정시킵니다.

찾는 요령

뼈 뒤편을 누르면 압통이 느껴짐

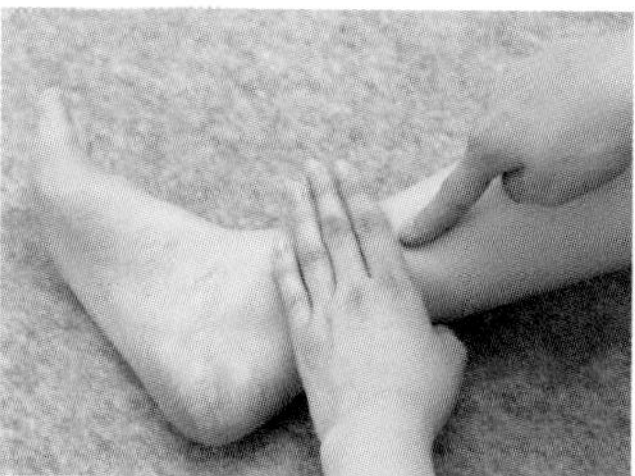

혈자리2
짜증과 우울을 해소한다

㉓ 태충(太衝)

'혈'의 흐름을 관장하는 태충은 기혈순환을 개선하는 혈자리입니다. PMS 증상인 짜증과 우울감을 완화합니다. 괴로운 유방 팽만감과 통증에도 효과가 있습니다.

혈자리 위치

발등의 엄지발가락과 둘째발가락 뼈가 만나는 부분을 쓰다듬을 때 만져지는 움푹 파인 부분

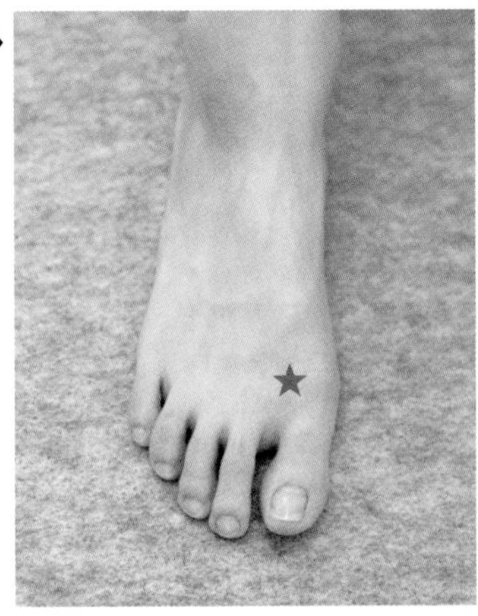

찾는 요령

발의 엄지 뼈를 만질 때 뿌리 뼈 부근의 파여 있는 부분을 특히 더 세밀하게 체크한다.

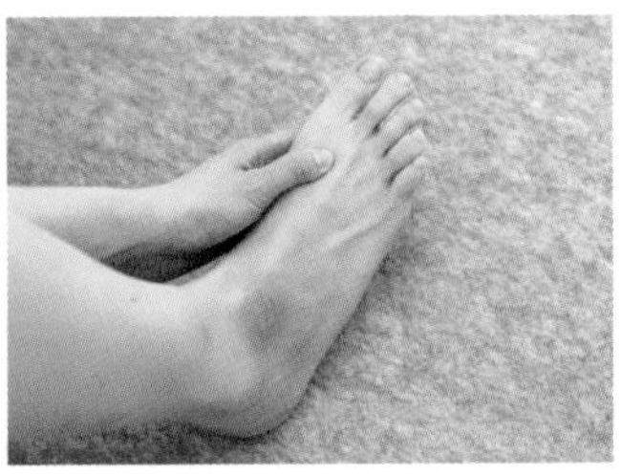

혈자리3
마음과 밀접하게 연관이 있는 혈자리

❶ 단중(膻中)

단중은 괴로운 증상으로 인해 불안정한 상태가 되기 쉬운 마음을 치유하는 혈자리입니다. 기분이 가라앉거나 반대로 짜증이 나는 등의 감정의 동요를 완화하여 이완된 상태로 만들어 증상을 개선합니다.

혈자리 위치

좌우 유두를 일직선으로 연결할 때 선의 정중앙에 위치

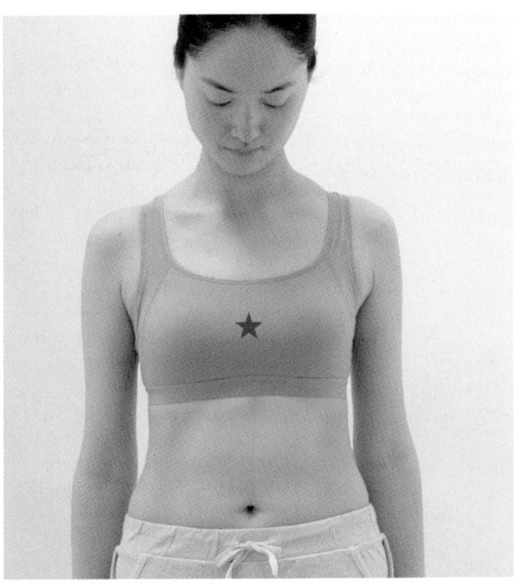

찾는 요령

늑골 가운데 부근에 있다. 거울을 보며 미리 위치를 정해놓으면 쉽게 찾을 수 있다.

불임증

임신 능력을 높여 체질을 개선

불임은 의학적 원인이 불분명하거나 여러 검사로도 그 원인이 명확하지 않은 경우가 많습니다.

동양의학에서의 불임 치료는 몸의 균형을 바로 잡아 냉체질을 개선하거나 내장기능을 강화하는 등 임신하기 쉬운 체질로 만드는 것을 목표로 삼습니다. 불임은 스트레스와 같은 정신적인 문제가 원인으로 일어나기도 합니다. 평소 생활 속에서 피로와 스트레스가 몸에 쌓이지 않도록 신경을 쓰고 자율신경이 안정되도록 노력하는 것이 중요합니다. 뜸으로 하루 중에 이완할 수 있는 시간을 마련하기 바랍니다.

● 효과가 있는 기타 혈자리
늘 몸에 기력이 없는 타입⑰태계, ④관원, ㉚신수, ⑲태백/매사에 짜증이 많은 타입 ㉓태충, ⑫합곡, ㉛차료, ㉚신수

혈자리 위치

안쪽 복사뼈 중앙에서 손가락 너비 4개 정도 위에 있다. 몸 안쪽 피부는 바깥쪽보다 얇으므로 화상에 주의할 것

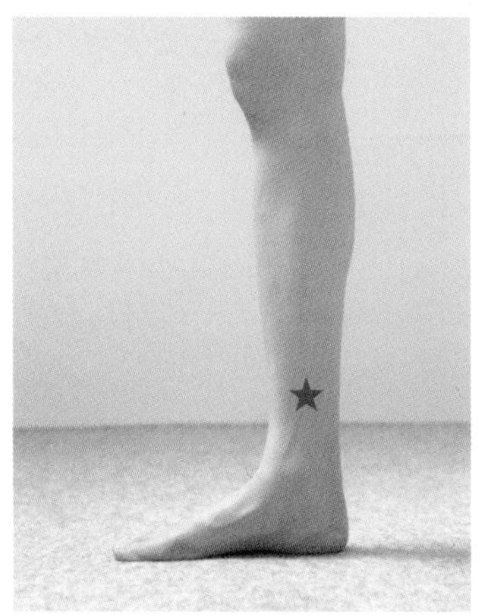

혈자리1
여성의 원기를 회복시키는 혈자리

⑯ 삼음교(三陰交)

삼음교는 소화기, 간장, 신장에 작용하는 강력한 혈자리입니다. 혈액순환의 균형을 잡아 몸이 냉해지지 않도록 돕습니다. 여성 특유 질환에 빠지지 않는 삼음교로 불임 체질을 개선하기 바랍니다.

찾는 요령

뼈 뒤편을 누르면 압통이 느껴짐

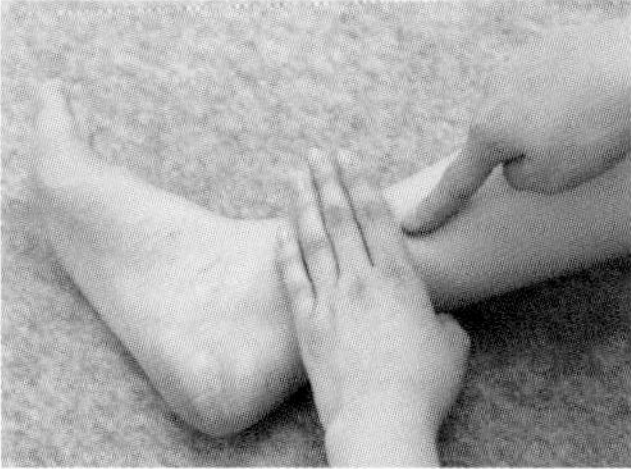

몸에 문제가 생기기 전에 미리 뜸으로 '예방'할 수 있습니다

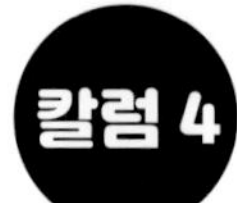

뜸은 몸이 아프거나 몸이 무겁게 느껴지는 등 실제로 '이상을 느낄' 정도로 증상이 나타났을 때도 매우 믿음직스러운 자가 치료법이지만 사실 뜸의 장점은 그뿐만이 아닙니다. 우리가 아직 감각으로까지 느끼지 못한 상태 이른바 '미병(未病)'에 머물러 있는 상태에서도 즉시 이상을 치료할 수 있습니다.

우리는 자기 몸의 '현재 상태'에 익숙해져 있으며, 이 상태를 '정상'으로 착각하기 쉽습니다. 하지만 일상생활 속에서 우리 몸은 서서히 틀어지는 등 '질병의 씨앗'을 뿌리고 있습니다. 이것이 문제가 됩니다. 질병의 씨앗은 우리도 모르는 사이 싹을 틔우고 성장해갑니다. 하지만 매우 천천히 자라므로 자신의 건강이 나빠지고 있음을 알아차리기가 매우 어렵습니다.

이때 뜸이 매우 유용합니다. 예를 들어 그냥 합곡(合谷)에 뜸을 떠봤더니 생각보다 훨씬 시원하더라, 이렇게 뭔가 반응이 느껴진다면 이미 질병의 씨앗이 몸안에서 싹을 틔우고 있다는 표시입니다. 이를 알아차리고 뜸을 계속 뜨면서 질병의 싹을 제거함으로써 통증과 같은 증상이 나타나기 전에 미리 예방할 수 있습니다.

뜸의 세계는 그 깊이가 매우 깊고 오묘합니다. 여러분도 생활 속에 뜸을 활용하여 더욱 건강하고 쾌적한 일상을 보내기 바랍니다.

증상별 뜸의 혈자리

미용·기초체력향상

뜸은 건강에는 물론 미용에도 좋습니다.
피부를 좋게 만들어줄 뿐만 아니라
리프팅 효과와 주름 개선 효과도 있습니다.
또한 면역력과 저항력을 강화하므로
건강과 기초체력도 향상됩니다.

피부미용

평소에 관리하면 좋은 피부미용 혈자리

피부와 관련된 여러 증상들도 뜸으로 미리 예방과 관리가 가능합니다. 특히 중년기 이후의 기미와 주근깨는 잘 지워지지 않습니다. '혈'의 흐름을 좋게 하여 내장기능을 개선하거나 호르몬 균형을 정상화하는 관리가 효과를 발휘합니다. 스트레스로 인한 피부 트러블과 여드름에는 긴장을 풀어주는 혈자리가 효과적입니다.

피부는 하루아침에 좋아지지 않습니다. 자외선으로부터 피부를 보호하고 스트레스가 쌓이지 않도록 노력하고 규칙적인 생활을 하는 등 평소의 올바른 생활습관이 피부관리의 기초가 됩니다.

● 효과가 있는 기타 혈자리
⑳족삼리, ⑧내관

혈자리 위치

손등을 위로 향하게 하고 엄지와 검지 뼈가 만나는 부근부터 검지 방향으로 쓰다듬을 때 파여 있는 부분

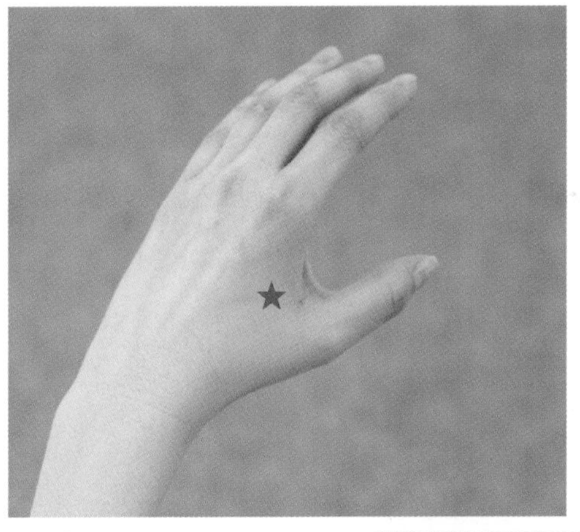

혈자리1
정신적 스트레스로 인한 피부 트러블에 효과적

⑫ 합곡(合谷)

합곡은 목선에서 위 여러 문제에 효과를 발휘하는 혈자리입니다. 긴장을 풀어주고 호르몬 균형을 잡아주므로 스트레스로 인한 여드름 등 피부 트러블을 개선합니다. 평소 뜸을 뜨면서 피부 트러블을 예방하기 바랍니다.

찾는 요령

엄지와 검지의 뼈가 만나는 부근의 파여 있는 부분. 누르면 시원한 압통이 느껴짐

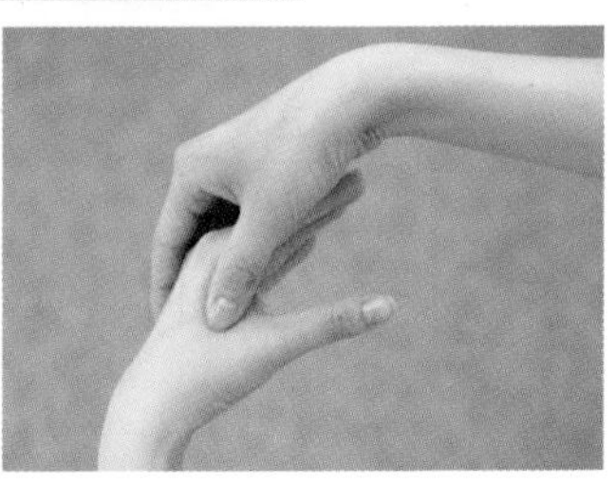

혈자리 위치

배꼽에서 손가락 너비 5개 위로 올라간 부위에 있다. 위장의 정중앙에 해당하는 위치로 알려져 있다.

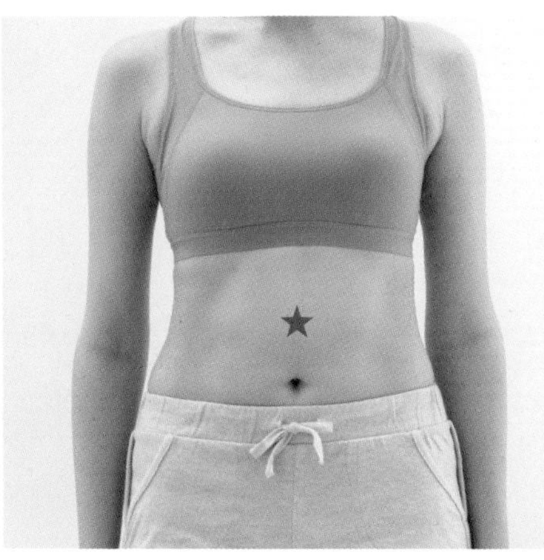

혈자리2
거칠고 칙칙한 피부에 효과를 발휘하는 혈자리

❷ 중완(中脘)

위장의 기능을 정상화하고 호르몬 균형을 개선하는 작용을 지닌 중완은 피부미용을 위한 혈자리로 활용이 가능합니다. 화장이 잘 받지 않는 거친 피부나 칙칙한 피부, 다크서클에 효과적입니다.

찾는 요령

명치끝과 배꼽의 중간 지점을 기준으로 하여 그 주변을 쓰다듬으며 찾는다.

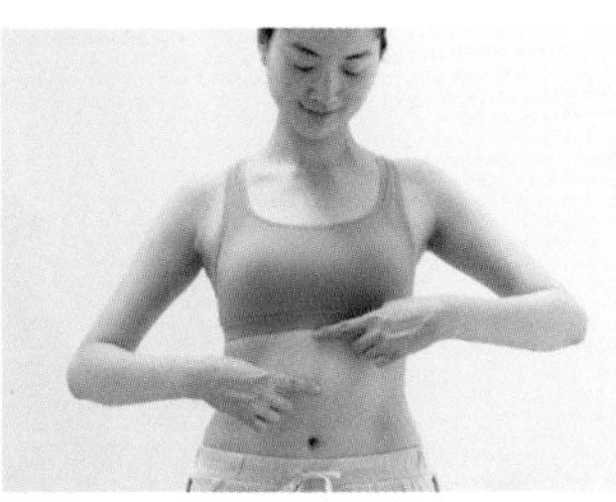

혈자리 위치

팔꿈치 관절의 안쪽. 엄지 방향에 있으며 누르면 압통이 느껴짐

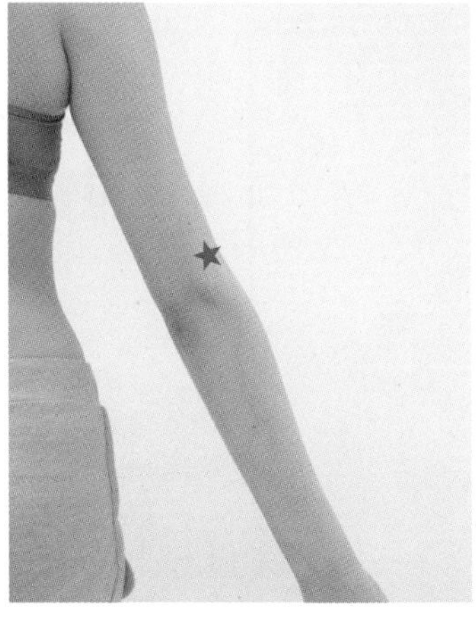

혈자리3
여드름과 잡티를 물리친다

❻ 곡지(曲池)

곡지는 피부 결을 정돈하고 염증을 가라앉히는 작용이 있습니다. 피지와 노폐물의 배출을 원활하게 하여 여드름이나 잡티를 개선합니다. 장에도 작용하므로 여드름의 원인인 변비에도 효과적입니다.

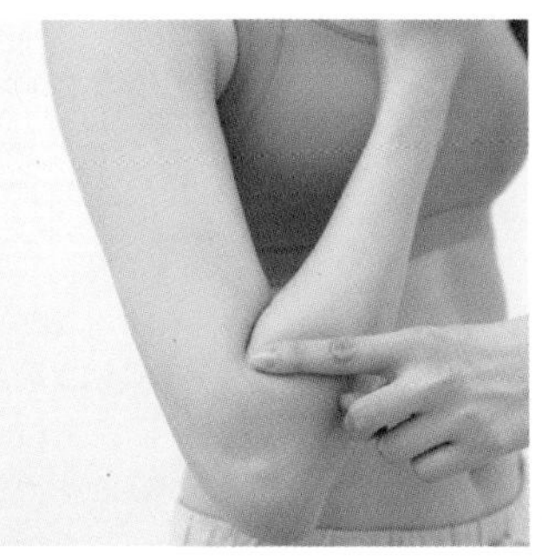

찾는 요령

팔을 충분히 구부렸을 때 생기는 가로 주름의 끝자락

틀어진 몸•휜 다리

틀어짐이 심해지면 내장에도 영향을 미친다

장기간에 걸친 잘못된 자세와 생활습관은 몸을 서서히 틀어지게 만듭니다. 다리가 휘는 것도 이러한 나쁜 '습관'이 원인인 경우가 많습니다. 그대로 놔두면 어깨결림과 휜 다리, 요통뿐만 아니라 내장질환까지 유발할 수 있습니다. 몸의 균형에 도움을 주는 혈자리에 뜸을 뜨면서 틀어진 몸을 바로잡기 바랍니다. 냉체질로 인한 부종 또한 틀어짐의 원인이 되기도 합니다. 몸을 따뜻하게 하는 뜸으로 부종을 개선하면 틀어진 몸도 바로잡을 수 있습니다. 평소 바른 자세를 취하도록 노력하고 몸을 바르게 사용하는 방법을 의식하는 것도 중요합니다.

● 효과가 있는 기타 혈자리
⑯삼음교

혈자리 위치

무릎 아래 바깥 부분을 만질 때 튀어나와 있는 둥근 뼈 바로 아래에 있다.

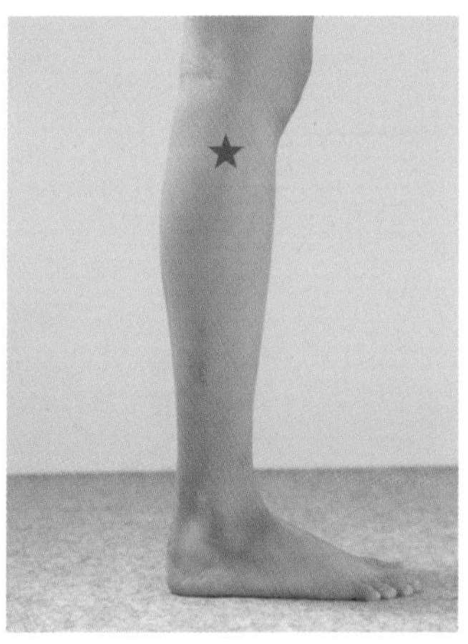

혈자리1
긴장된 근육을 풀어준다

⑭ 양릉천(陽陵泉)

몸이 틀어지면 일부 근육에만 지나치게 힘이 들어가면서 긴장을 유발할 수 있습니다. 양릉천은 근육의 경직을 풀어주는 혈자리입니다. 양릉천으로 근육의 피로를 풀어주기 바랍니다.

찾는 요령

손가락으로 혈자리를 누르면서 발등을 안으로 구부리면 둥근 뼈가 움직이는 게 보이는데 그 뼈 바로 아래에 있다.

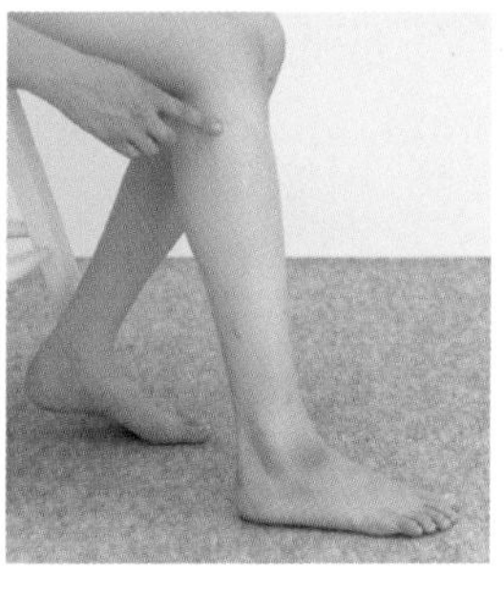

혈자리 위치

안쪽 복사뼈에서 손가락 너비 2개 아래의 파여 있는 부분

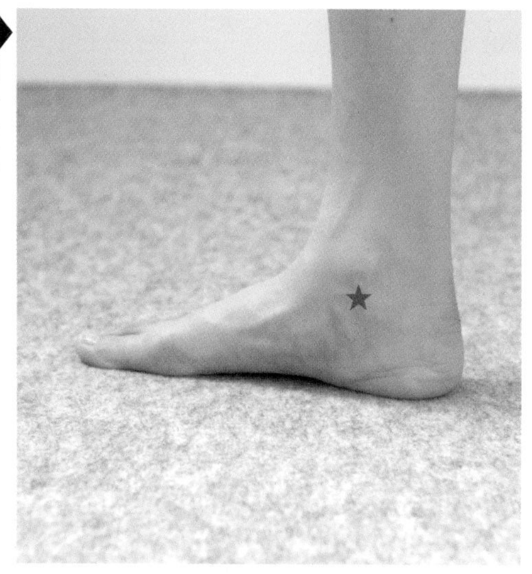

찾는 요령

안쪽 복사뼈 아래에 있는 움푹 파인 부분을 찾는다. 비교적 찾기 쉬운 혈자리

혈자리2
부종 해소에 활용할 수 있다

⑱ 조해(照海)

몸에 틀어짐이나 잘못된 버릇이 있으면 아무래도 몸이 붓기 쉽습니다. 이러한 부종을 말끔히 해소해 주는 혈자리가 바로 조해입니다. 냉체질이나 피로를 완화하며 다리를 튼튼하게 합니다. 자주 관리해 주면 틀어짐을 예방하는 데 좋습니다.

혈자리 위치

무릎 뒤편에 있는 주름의 정중앙에 위치함

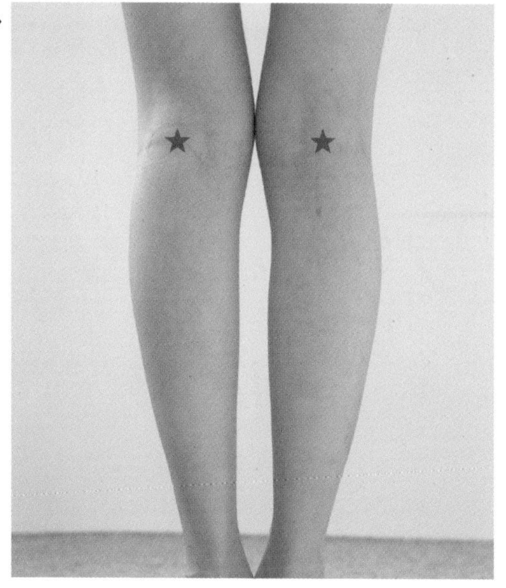

찾는 요령

무릎을 가볍게 구부릴 때 생기는 가로 주름의 중앙이 기준이다.

혈자리3
다리나 허리가 무거울 때 효과적

㉑ 위중(委中)

위중은 방광경에 작용하여 다리나 허리가 무거운 증상을 완화합니다. 막힌 혈을 뚫어 주므로 틀어짐과 휜 다리의 원인인 부종도 개선됩니다.

얼굴축소•리프팅•주름개선•팔자주름

갸름한 얼굴과 탄력 있는 피부 만들기

실제 나이보다 늙어 보이게 만드는 주름과 처짐, 팔자주름은 노화에 따라 피부와 근육의 탄력이 떨어지기 때문에 생깁니다. 혈액순환을 개선시키고 부종을 제거하면 작고 갸름한 얼굴과 피부 탄력을 되찾을 수 있습니다. 피부가 수분을 잃으면 주름이 생기고 처질 수밖에 없습니다. 촉촉한 피부에는 '수'의 밸런스가 필수적입니다.

불규칙한 생활을 개선하고 스트레스를 해소하면 피부 상태가 크게 개선됩니다. 작고 갸름한 V라인을 원한다면 평소 생활습관을 점검하기 바랍니다.

● 효과가 있는 기타 혈자리
⑥곡지

혈자리 위치

손등을 위로 향하게 하고 엄지와 검지 뼈가 만나는 부근부터 검지 방향으로 쓰다듬을 때 파여 있는 부분

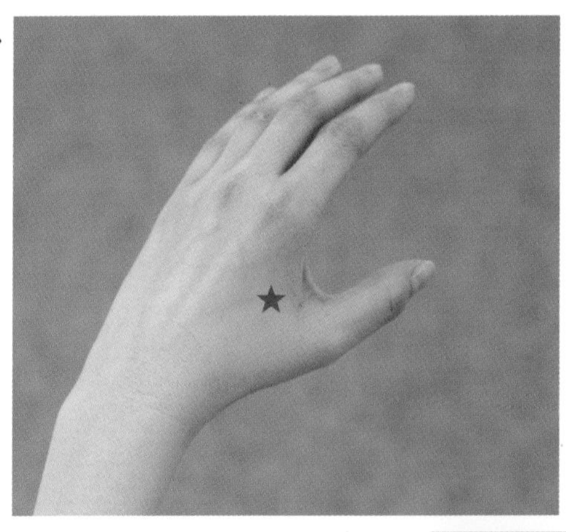

혈자리1
노폐물 배출을 촉진한다

⑫ 합곡(合谷)

만능 혈자리인 합곡은 얼굴 미용에도 효과를 발휘합니다. 체내에 쌓이기 쉬운 노폐물의 배출을 촉진합니다. 또한 정체된 수의 흐름을 개선하여 부종을 치료하므로 안면윤곽이 샤프해집니다.

찾는 요령

엄지와 검지의 뼈가 만나는 부근의 파여 있는 부분. 누르면 시원한 압통이 느껴짐

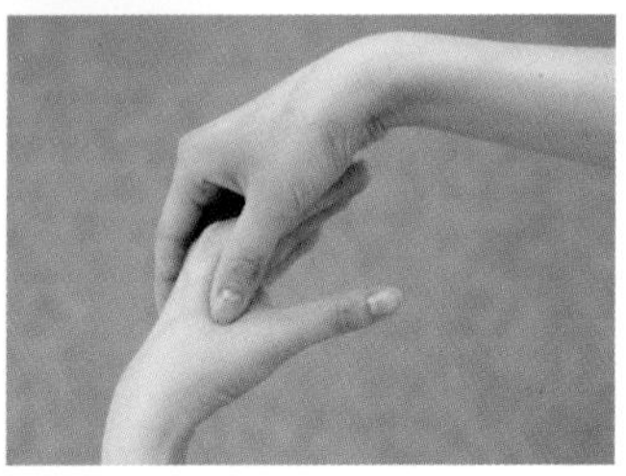

혈자리2
기혈의 균형을 바로잡는다

⑬ 중저(中渚)

중저는 무너진 '기·혈'의 균형을 바로잡아줍니다. 내장기능을 개선하고 부종을 해소하므로 리프팅 효과와 주름, 팔자주름을 피는 데 효과적이며 피부 탄력을 회복시킵니다.

혈자리 위치

손등을 위로 향하게 하고 넷째 손가락과 새끼손가락의 뼈 사이를 손목 방향으로 손끝으로 쓰다듬을 때 파여 있는 부분

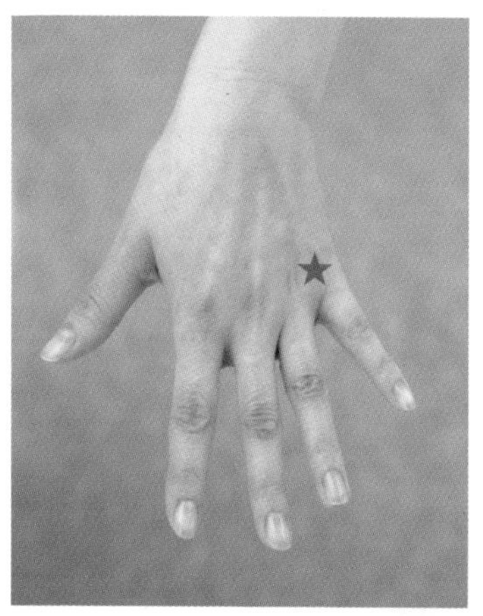

찾는 요령

주먹을 쥘 때 약지와 새끼손가락 관절 사이에 있는 움푹 파인 곳으로, 누르면 압통이 느껴짐

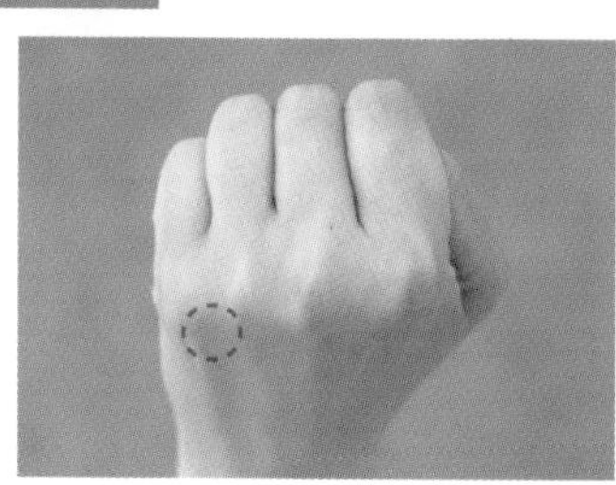

혈자리3
V라인의 적, 얼굴 처짐을 개선한다

⑯ 삼음교(三陰交)

칙칙해진 피부 등 피부미용에 활용되는 삼음교는 내장기능을 높이고 막힌 '기·혈·수'의 흐름을 뚫어 원활하게 합니다. 부종을 개선하여 주름과 처진 피부를 리프팅하는 효과가 있습니다.

혈자리 위치

안쪽 복사뼈 중앙에서 손가락 너비 4개 정도 위에 있다. 몸 안쪽 피부는 바깥쪽보다 얇으므로 화상에 주의할 것

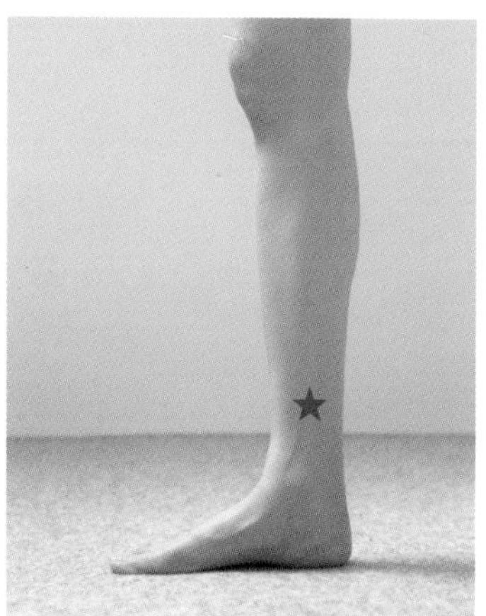

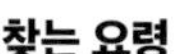

찾는 요령

뼈 뒤편을 누르면 압통이 느껴짐

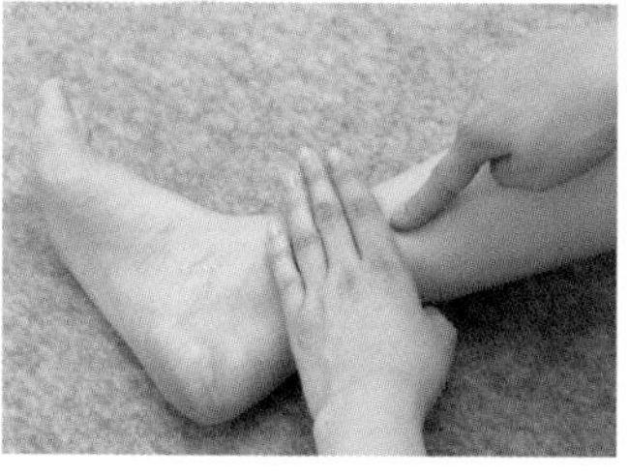

모발 건강

몸의 에너지 부족은 모발에 나타나

'기'와 '혈'이 충실하면 모발에 윤기가 흐르면서 모발이 건강한 상태가 됩니다. 탈모가 심해지고 볼륨이 줄어드는 것은 노화와 유전적인 요소 외에도 '기'와 '혈'의 순환이 정체되거나 내장기능이 약해지는 것이 원인입니다. 호르몬 균형의 무너짐이나 스트레스 또한 모발에 큰 영향을 미칩니다.

'기'와 '혈'의 흐름을 원활하게 하면 자율신경이 건강해집니다. 균형 잡힌 영양 식단과 수면을 충분히 취하는 등 평소의 생활습관 또한 건강한 모발의 필수조건입니다.

● 효과가 있는 기타 혈자리
⑫합곡

혈자리 위치

안쪽 복사뼈와 아킬레스건 중간의 파여 있는 곳

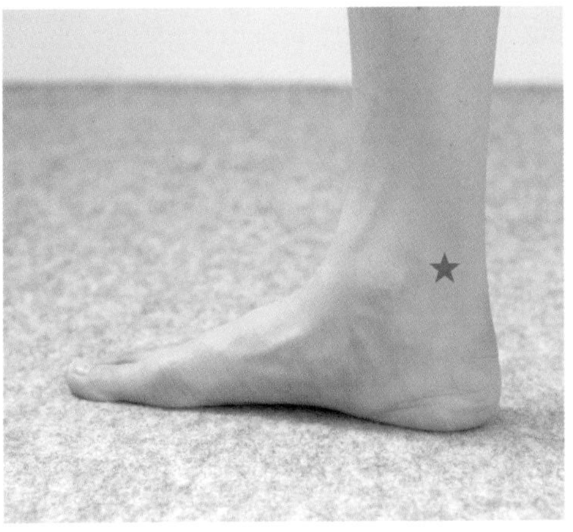

혈자리1
혈액순환을 촉진하고 모발에 영양을 공급한다

⑰ 태계(太溪)

과도한 스트레스를 받으면 '기'의 흐름이 막히기 쉽습니다. 이때 혈의 흐름을 원활하게 하는 태계가 효과적입니다. 신진대사를 높이므로 두피 활성화에도 효과적입니다.

찾는 요령

만졌을 때 그 부분만 차갑거나 습기가 느껴진다.

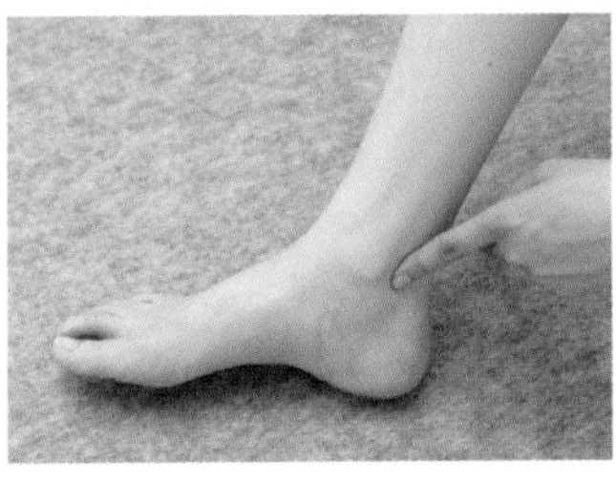

혈자리 위치

배꼽에서 손가락 너비 5개 위로 올라간 부위에 있다. 위장의 정중앙에 해당하는 위치로 알려져 있다.

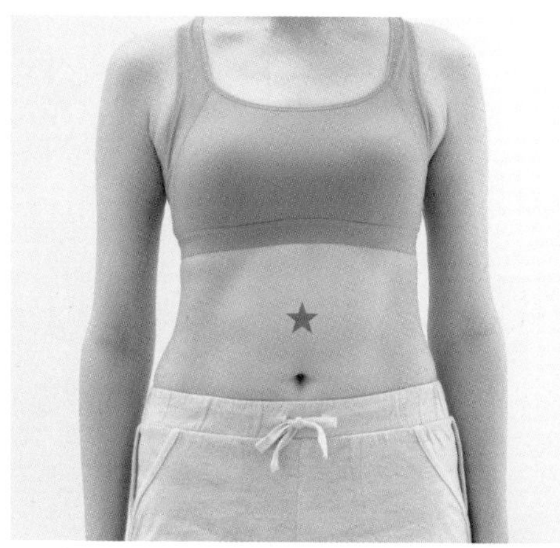

혈자리2
모발에 영향을 미치는 위장기능을 개선

❷ 중완(中脘)

스트레스로 약해진 위장을 보하는 중완에 뜸을 뜨면 소화•흡수 기능이 개선됩니다. 균형이 깨진 호르몬을 바로 잡아주기도 합니다. 모발은 물론 피부미용에도 효과가 좋습니다.

찾는 요령

명치끝과 배꼽의 중간 지점을 기준으로 하여 그 주변을 쓰다듬으며 찾는다.

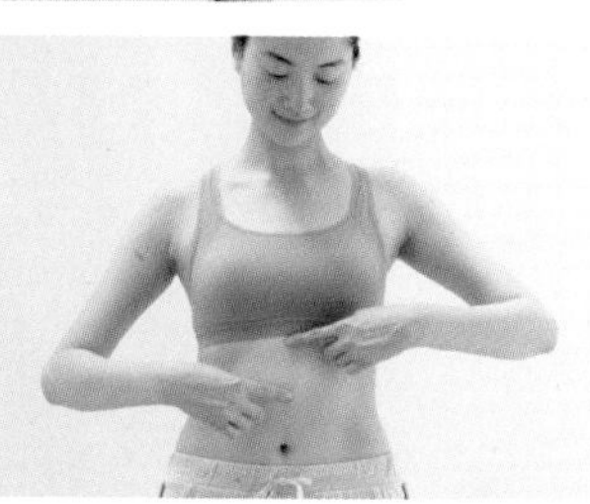

혈자리 위치

발등의 엄지발가락과 둘째발가락 뼈가 만나는 부분을 쓰다듬을 때 만져지는 움푹 파인 부분

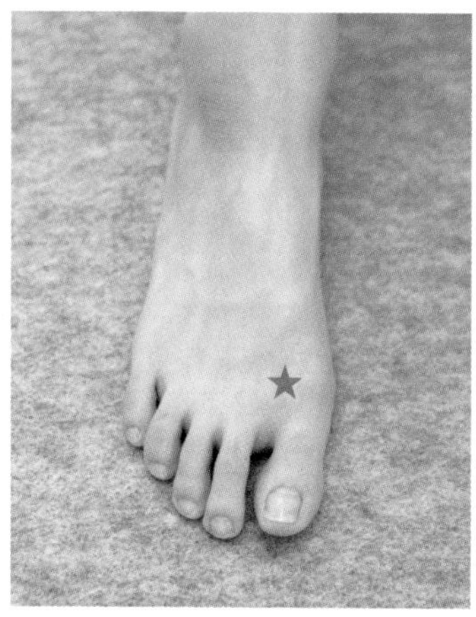

혈자리3
마음이 안정되면 모발도 건강해진다

㉓ 태충(太衝)

혈압을 내리고 간경(肝經)의 작용을 강화하는 태충은 짜증이 나거나 흥분된 마음을 가라앉혀 이완 효과를 나타내는 혈자리입니다. 모발 건강에 해로운 스트레스를 퇴치하는 데 도움을 줍니다.

찾는 요령

발의 엄지 뼈를 만질 때 뿌리 뼈 부근의 파여 있는 부분을 특히 더 세밀하게 체크한다.

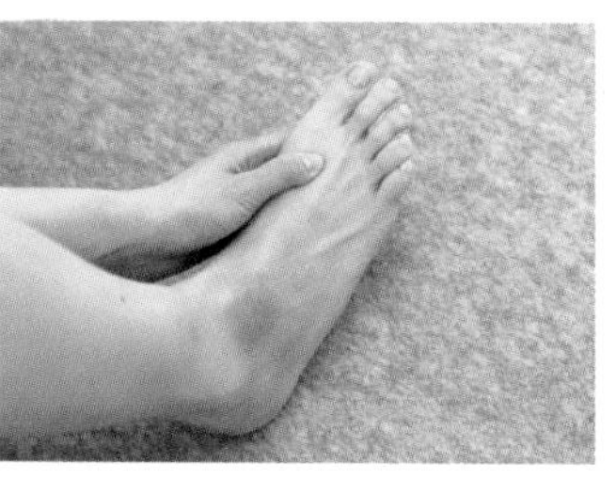

대사 증진•지방 연소

기초대사를 높이면 살이 찌지 않는 체질로 바뀐다

현대인 중에 비만으로 고민하는 사람들이 많습니다. 스트레스로 인한 과식과 운동 부족, 체내의 수분 과다 등 그 원인은 매우 다양합니다.

비만은 탄력을 잃은 물렁살의 '기허(氣虛) 타입'과 살이 단단하고 등치 좋은 '담습(痰濕) 타입'의 두 종류가 있습니다. '기•혈•수'의 균형을 바로잡고 몸의 기초대사를 활성화하는 혈자리에 뜸을 뜨면 점차 살이 찌지 않는 몸으로 체질이 개선됩니다. 날씬한 몸매를 위한 다이어트에도 뜸이 효과를 발휘합니다.

● 효과가 있는 기타 혈자리
⑫합곡, ⑲태백(특히 '기허 타입'에는 ⑧내관, ④관원/특히 '담습 타입'에는 ⑭양릉천)

혈자리 위치

안쪽 복사뼈 중앙에서 손가락 너비 4개 정도 위에 있다. 몸 안쪽 피부는 바깥쪽보다 얇으므로 화상에 주의할 것

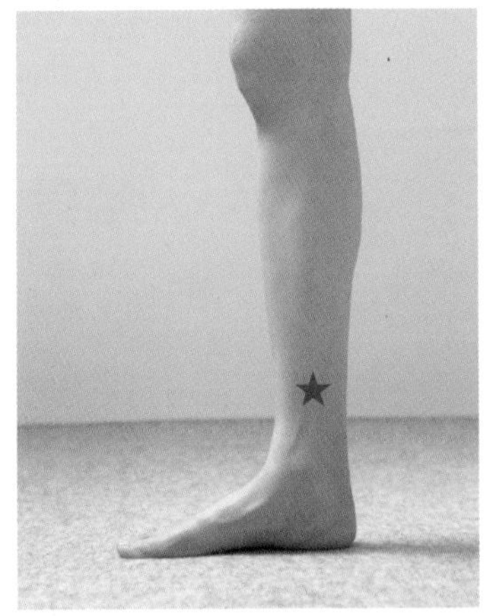

혈자리1
혈액순환을 원활하게 만들어 부종을 해소

⑯ 삼음교(三陰交)

혈액순환을 촉진하고 호르몬의 균형을 바로잡는 삼음교는 몸에 쌓인 여분의 수분을 배출시켜 부종을 해소합니다. 특히 물살이 많은 '기허 타입'에 좋은 혈자리입니다.

찾는 요령

뼈 뒤편을 누르면 압통이 느껴짐

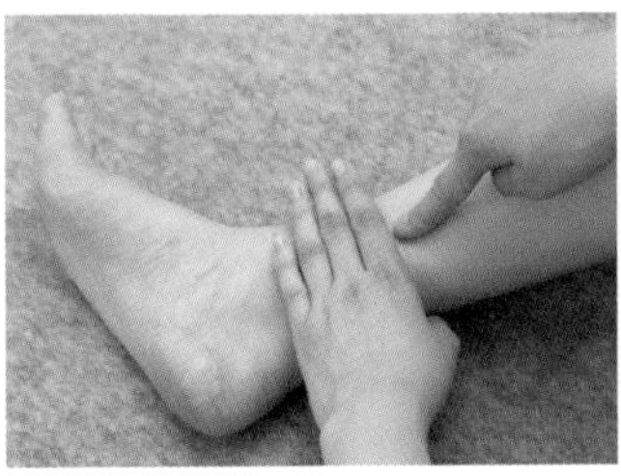

혈자리 위치

배꼽에서 손가락 너비 5개 위로 올라간 부위에 있다. 위장의 정중앙에 해당하는 위치로 알려져 있다.

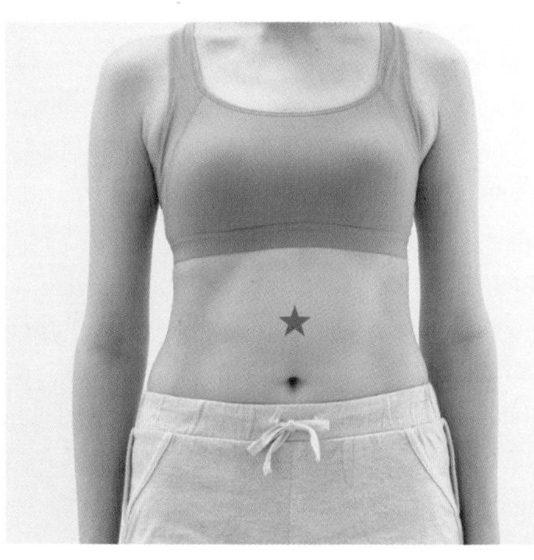

혈자리2
약해진 위장을 보한다

❷ 중완(中脘)

저하된 위장기능을 회복시키는 중완 또한 다이어트에 위력을 발휘합니다. 대사기능을 향상시키므로 특히 '기허 타입'에 효과가 좋습니다. 마음을 안정시키는 효능도 있습니다.

찾는 요령

명치끝과 배꼽의 중간 지점을 기준으로 하여 그 주변을 쓰다듬으며 찾는다.

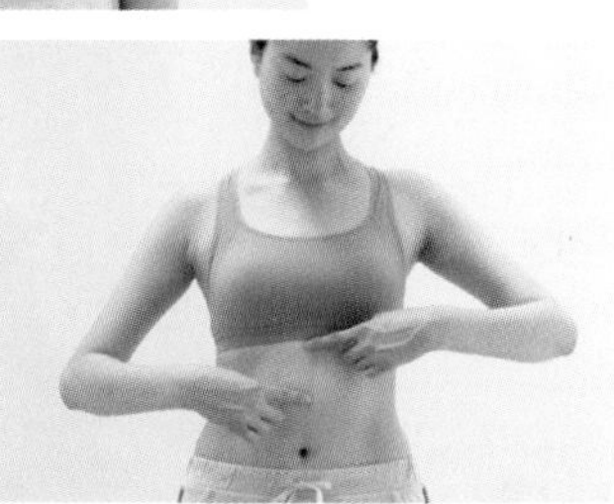

혈자리 위치

팔꿈치 관절의 안쪽. 엄지 방향에 있으며 누르면 압통이 느껴짐

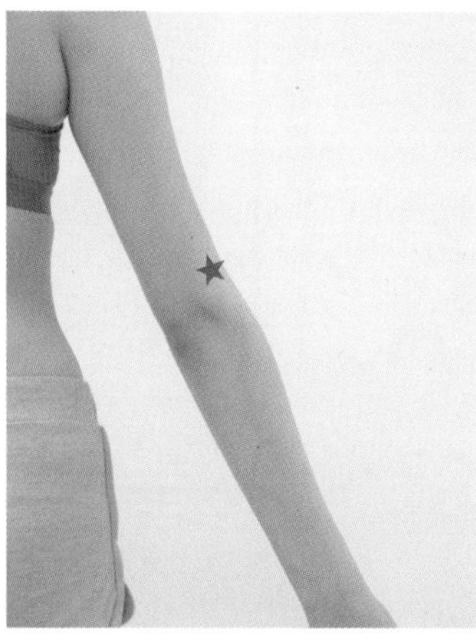

혈자리3
소화기능을 정상화시킨다

❻ 곡지(曲池)

위장기능을 개선하여 소화를 촉진하는 곡지는 대사를 향상시키므로 지방 연소가 잘 되는 몸으로 체질을 개선합니다. 특히 '담습(痰濕) 타입' 비만에 효과가 좋습니다. 피부미용에 좋은 효과도 발휘하므로 미용의 특효 혈자리입니다.

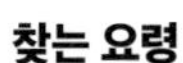

찾는 요령

팔을 충분히 구부렸을 때 생기는 가로 주름의 끝자락

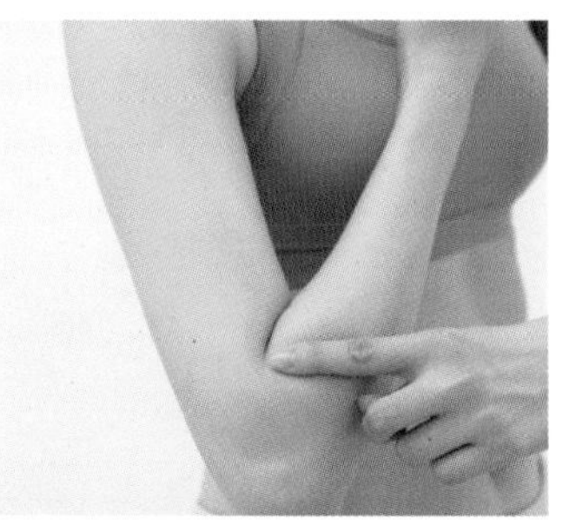

바쁜 하루 속에서 '한숨 쉬어가는 시간'입니다

I·K 씨(35세/여성/어린이집 선생님)

최근 몇 년 사이 두통과 피로감이 심해져 뜸을 시작하게 되었어요. 원래부터 동양의학에 관심이 많았고 학교 다닐 때 한의사인 선배로부터 뜸이 정말 효과가 좋단 얘기를 자주 들었거든요. 뜸이라고 하면 연기나 냄새, 열감 등 뭔가 특별할 것 같은 느낌이 있는데, 바쁜 일상 속에서 단 5~6분이지만 뜸을 뜨면 몸은 물론 마음까지도 이완이 됩니다. 그러는 제 모습을 보고서 지금은 남편과 초등학생인 아들도 뜸을 좋아하게 되었어요.

뜸력: 1년 / 애용하는 뜸: 아로마뜸(SENNENQ) / 주로 뜸을 뜨는 혈자리: 합곡, 곡지, 삼음교

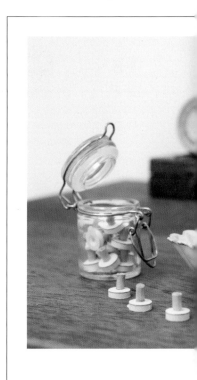

몸이 가벼워지고 기의 순환이 좋아진 것 같아요

K·A 씨(41세/여성/작가)

어릴 때 할아버지께서 할머니께 점구(點灸)를 뜨시는 모습을 보면서 자랐어요. 동양의학에 매우 관심이 많아서 강습회 등에도 참가하곤 했었는데, 대좌구가 점구보다 간편하다는 말을 듣고 시작하게 되었습니다. 너무 피곤할 때 자주 뜨고 있는데, 확실히 뜸을 뜨고 나면 몸이 가벼워지고 따뜻해지는 걸 느껴요. 조용히 열에 집중하고 있으면 마음도 차분해집니다. 그래서 '이렇게 좋은 뜸을 사람들이 좀더 많이 알고 뜨게 된다면 정말 좋을 텐데'라는 생각을 자주 하곤 합니다.

뜸력: 20년 / 애용하는 뜸: 장생구 레귤러(야마쇼) / 주로 뜸을 뜨는 혈자리 : 합곡, 곡지, 족삼리, 태충

괴로운 증상이 나타나기 전에 미리 뜸으로 예방합니다

M·K 씨(35세/여성/단체 직원)

뜸을 몰랐을 때는 생리통과 어깨결림이 정말 심했는데 뜸을 알게 된 지금은 거의 없어졌어요. 현재는 정기적으로 한의원을 다니고 있는데, 생리 시작 며칠 전에는 한의사로부터 "집에서는 여기에다 뜸을 뜨세요"라는 식으로 뜸 혈자리를 배워서 집으로 돌아갑니다. 그리고 집에서 그 부분을 중심으로 뜸을 뜨고 있는데, 그러면 생리 때도 전혀 문제없이 수월하게 넘어간답니다. 뜸 애호가인 제 남편도 예전에는 불면증으로 고생했는데, 지금은 매일 밤 숙면을 취할 수 있게 되었어요.

뜸력: 8년 / 애용하는 뜸: 〈오프시리즈〉, 〈태양(모두 센넨큐)〉 등 / 주로 뜸을 뜨는 혈자리: 합곡 등 증상에 따라 바꿈

애용자의 뜸 체험담

역시 뜸이 최고

여자 친구에게도 뜸을 떠주면서 둘이서 뜸을 즐기고 있어요

K·I 씨(24세/남성/헤어디자이너)

직업상 계속 서 있는 경우가 많아서 허리나 등에 늘 통증이 있었어요. 그러던 어느 날 선배가 뜸을 떠주었는데, 뜨고 나서 훨씬 편해져 깜짝 놀랐어요. 그 후로 집에서도 직접 뜸을 뜨게 되었죠. 제 여자 친구도 헤어디자이너인데, 역시 "허리가 가벼워졌다"며 좋아합니다. 아직 시작한 지 얼마 되지 않았지만 벌써 점점 뜸의 매력에 빠져들고 있어요. 혈자리에도 관심이 많아서 어느 혈자리가 어떤 증상에 듣는지 좀더 공부를 해봐야겠다는 생각이 들어요.

뜸력: 2개월 / 애용하는 뜸: 〈오프시리즈(센넨큐)〉 / 주로 뜸을 뜨는 혈자리: 곡지를 중심으로 증상에 따라 바꿈

추천 뜸 상품 카탈로그

초보자부터 상급자용에 이르기까지 여러 가지 뜸 및 관련 용품들을 엄선하여 소개하겠습니다. 컬러풀하고 예쁜 외관의 다양한 뜸 용품들이 시중에 판매되고 있습니다. 뜸 구매 시 참고하기 바랍니다.

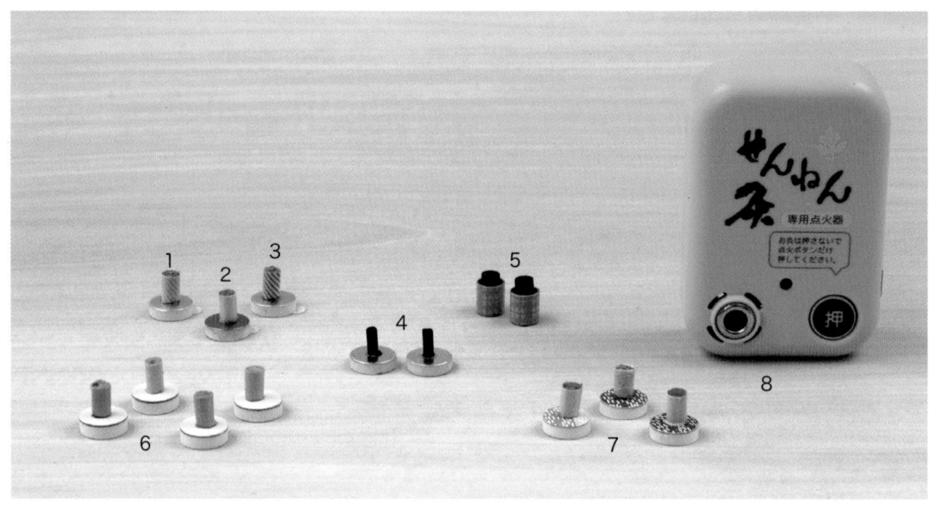

1 2 3

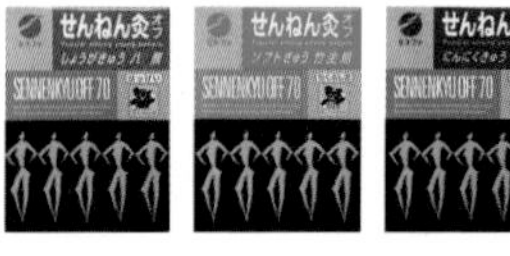

<센넨큐 오프>는 대좌구의 대표시리즈로 성분과 온열 단계에 따라 각각 다른 5종류 제품이 있음. 1 <생강큐・핫케이>: 약쑥에 생강 성분을 배합, 온열 단계는 위에서부터 두 번째이다. 2 <소프트큐・치쿠부시마>: 시리즈 중 온열 단계가 가장 낮으며 마일드하다. 3 <생강큐・오오미>: 생강 성분을 배합, 온열 단계가 가장 높다. 각 70개입 1,155엔/센넨큐

4

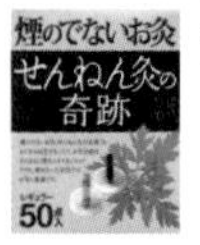

약쑥을 탄화시켜 만든 무연・무취 뜸이다. <센넨큐의 기적> 50개입 1,470엔/센넨큐

5

모양이 특이한 무연 타입의 대좌구. 온열 단계는 다소 높다. <가마야미니 스모크리스> 120개입 2,310엔/가마야 모구사혼포

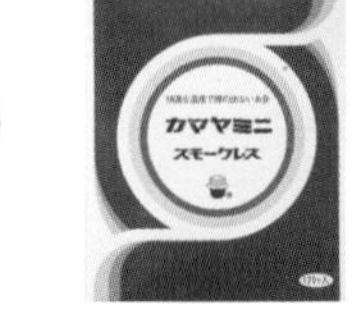

7

양질의 약쑥을 사용한 귀여운 포장의 뜸. 약한 피부에도 안심하고 사용할 수 있다. <센넨큐 레인보우> 60개입 1,260엔/센넨큐

8

콤팩트한 대좌구 전용 점화기다. 센넨큐 전용점화기(건전지별도) 2,425엔/센넨큐

6

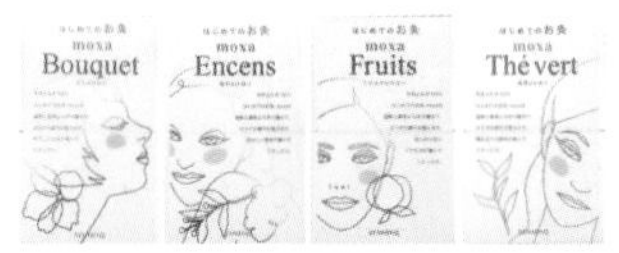

왼쪽부터 <꽃향기> <향목향기> <과일향기> <녹차향기>로, 향을 선택할 수 있음. 은근한 온열과 좋은 향기로 여성들에게 인기다. <처음 뜨는 뜸 moxa> 각 50개입 945엔/센넨큐

9 10

가메야사쿄쇼텐은 1661년 창업된 유서 깊은 점포이다.
9 <고부쿠로 모구사>: 점구용 뜸쑥. 이부키야마의 정기를 받고 자란 <이부키모구사>는 가볍고 부드러운 최고품질의 약쑥이다. 3.5g 368엔
10 <기리모구사>: 점구용 뜸으로, 한 장의 쑥뜸 시트를 400개의 쑥뜸으로 분할이다. 400개입 525엔/9, 10 모두 이부키모구사 가메야사쿄쇼텐

11

넓은 범위를 따뜻하게 하며 온열 및 시간 조절이 가능한 봉온구. 전용기구에 넣어 사용할 수 있어 안전하고 사용하기 편리하다. 본체와 보조봉, 봉쑥뜸 3개가 들어간 샘플세트이다. <센넨큐 비와코 A형 샘플 키트> 2,310엔/센넨큐

12

불이 불필요한 <붙이는> 타입의 뜸이다. 무연⊠무취이며 온열효과가 3시간 지속된다. <태양> 12개입 1,155엔/센넨큐

13

양질의 약쑥을 마일드하게 가공한 직접구용 쑥뜸. 향 7개가 함께 포장된다. <함에 든 향이 함께 포장된 쑥뜸 300> 315엔/센넨큐

14

무연 탄화 쑥뜸을 넣어 사용하는 전용 죽제 온구기다. <죽상구> 840엔/산케이

15

넓은 범위를 따뜻하게 하는 시트 타입의 '붙이는' 뜸은 외출 시 편리하다. <불이 필요 없는 뜸 세계> M 사이즈 3장 577엔/센넨큐

16

직접구에서 어려운 '약쑥을 빚는 작업'이 편해지는 전용판다. <요리이타 Q> 525엔/산케이

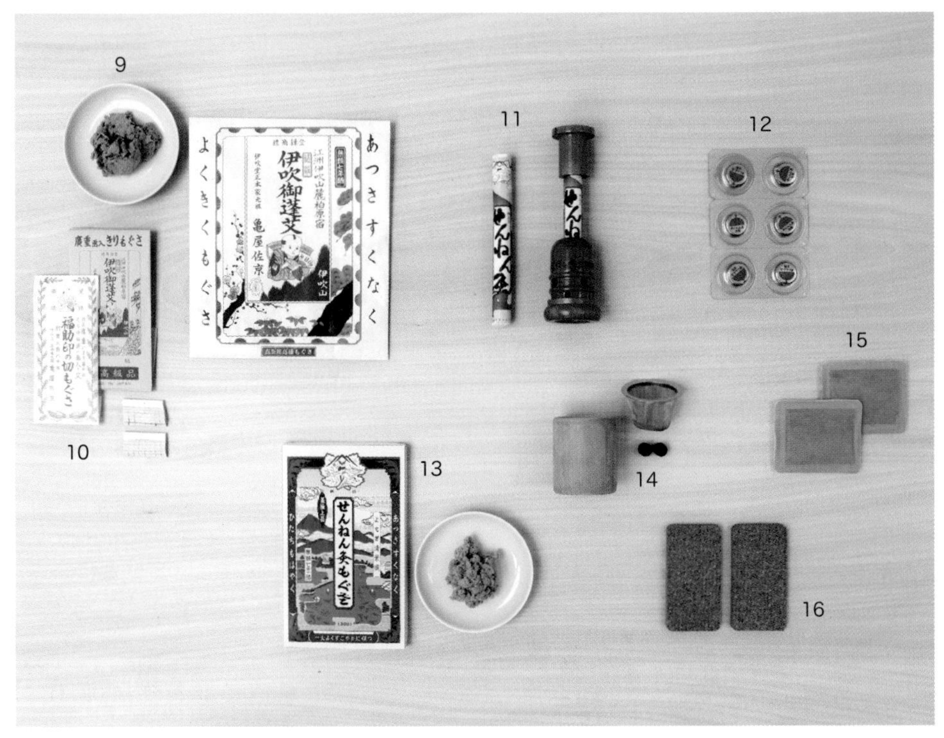

끝으로

이 책은 뜸의 매력을 널리 알리고자 하는 마음으로 이케다 쇼텐(池田書店) 편집부에서 <뜸을 보급하는 모임>이라는 팀을 구성, 특히 [세리에침구실], [센넨큐 뜸방]의 여러분들의 협력을 받아 제작되었습니다. 뜸을 실제로 체험하면서 그 안락함과 즐거움, 깊이를 실감하며 매일 뜸을 뜨고 있습니다. 이 책에서 소개한 뜸이 몸에 사소한 이상이 나타날 때의 자가 치유요법 및 일상에서의 릴렉스 타임의 도구로써 조금이라도 여러분의 건강에 도움이 되었으면 하는 바람입니다.

Recommendation of moxibustion
뜸을 보급하는 모임

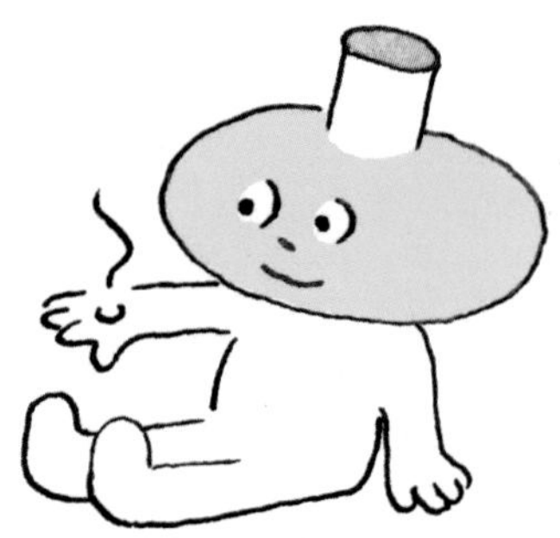

이 책에 도움을 주신 분들

[세리에침구실]

고이도 요시히코, 츠지우치 게이코(이상 침구사) 여성에게 친절한 치료원을 목표로 '세리에침구실'을 개원함. 몸의 여러 이상 증상들을 동양의학적 관점에서 몸이 지닌 본래의 치유능력을 회복시켜 치료할 수 있도록 매진하고 있음. 요코하마치료원에는 임산부를 비롯해 많은 여성뿐만 아니라 남성들도 내원하고 있음. 뜸이 필요한 <혈자리>를 진찰로 정확하게 발견해 내고 사소한 컨디션 변화도 놓치지 않고 치료하려고 노력하고 있음.
저서로는《0개월부터 시작하는 베이비 마사지&혈자리 요법》(기술평론사)이 있음
가나가와현 요코하마시 하나부키쵸 1-5-704
http://www.serie89.com

[센넨큐 뜸방]

도쿄 긴자에서 뜸 치료와 뜸 교실을 운영하고 있음. 1층에는 손님들이 다양한 뜸 제품을 실제로 보고 체험할 수 있도록 뜸 쇼룸이 마련되어 있으며, 이 책의 편집팀 <뜸을 보급하는 모임>도 이곳에서 처음으로 뜸을 체험함. 집에서 뜸을 간편하게 즐길 수 있는 비결과 개인에게 맞는 뜸을 찾을 수 있어 초보자에게 매우 유익한 장소이다. 이 책은 침구사 고이즈미 요이치 소장을 비롯하여 많은 직원의 도움을 받아 제작되었음. 뜸 체험교실에서는 침구사에 의한 뜸 강의를 수강할 수 있다.
도쿄도 주오구 긴자 5-10-9 긴자YK빌딩
http://www.senneng.co.jp

참고문헌

《진짜 혈자리를 제대로 누를 수 있는 책》(다카하시 쇼텐)
《센넨큐 혈자리 북》(세네퍼 주식회사)
《실용 동양의학》(이케다 쇼텐)

/부록/

뜸이 잘 듣는 혈자리 MAP

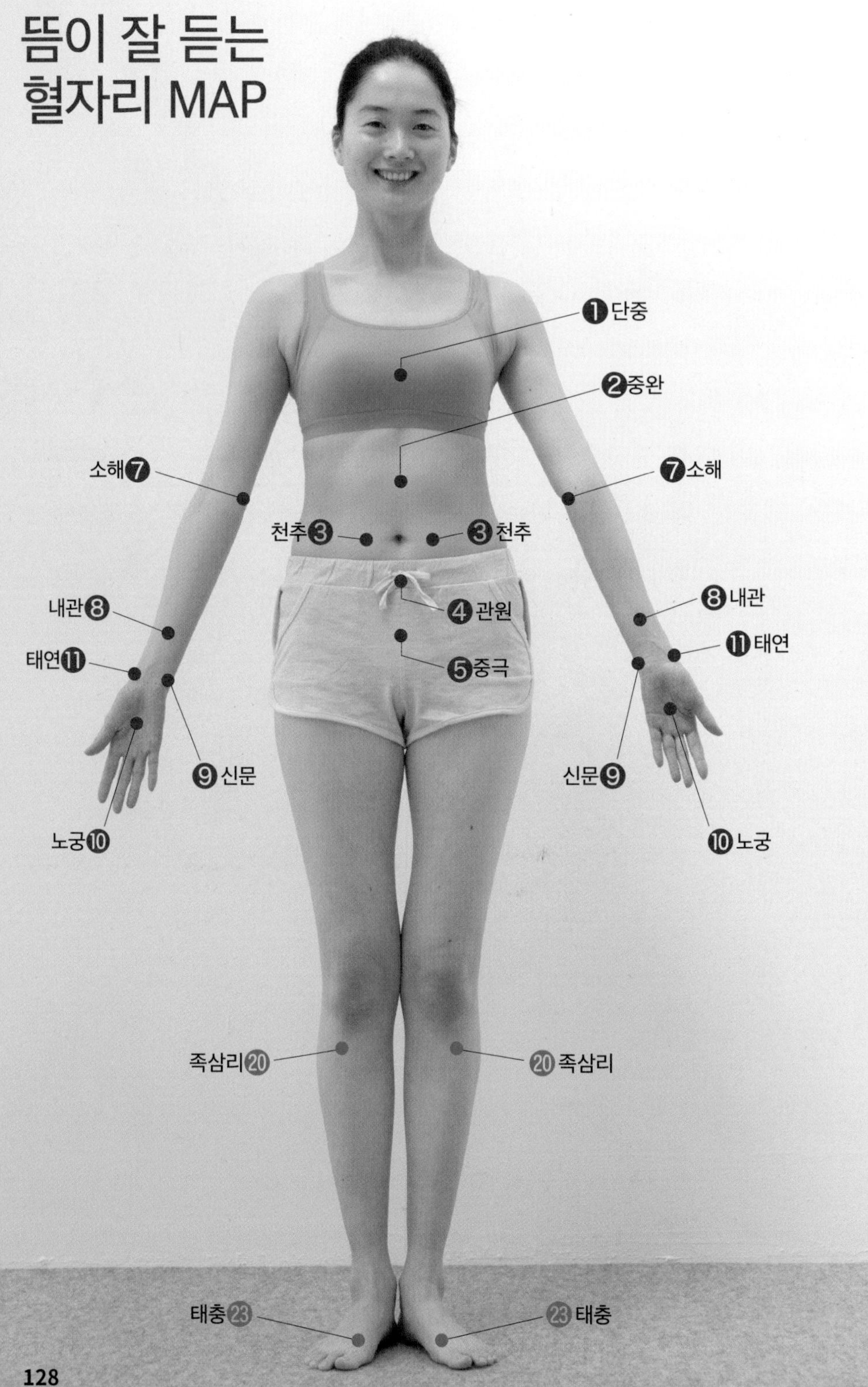

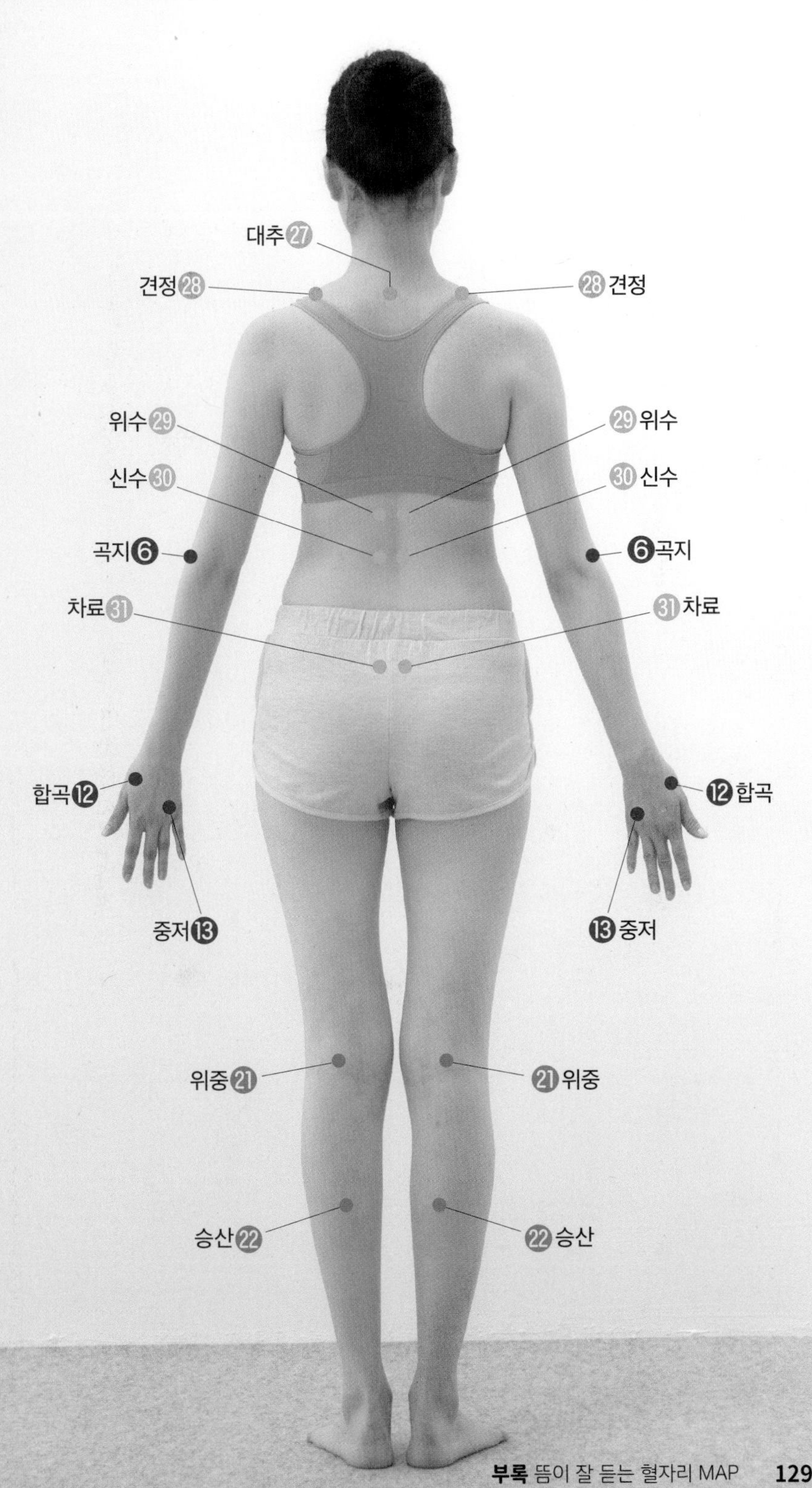

대추 27
견정 28
28 견정
위수 29
29 위수
신수 30
30 신수
곡지 6
6 곡지
차료 31
31 차료
합곡 12
12 합곡
중저 13
13 중저
위중 21
21 위중
승산 22
22 승산

*발의 뜸 포인트도 좌우대칭입니다.

⑭ 양릉천

삼음교 ⑯

태계 ⑰

조해 ⑱

⑮ 곤륜

태백 ⑲

㉔ 족임읍

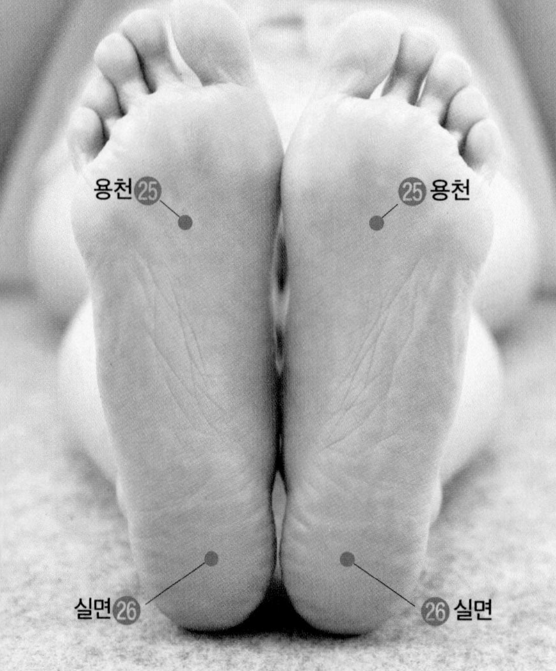

이 책에서 소개한 모든 혈자리가 표시되어 있습니다. 이 부록을 뜯어서 가지고 다니면 언제 어디서나 뜸을 뜰 수 있습니다.

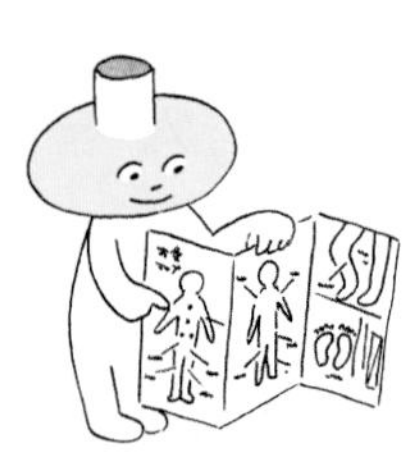

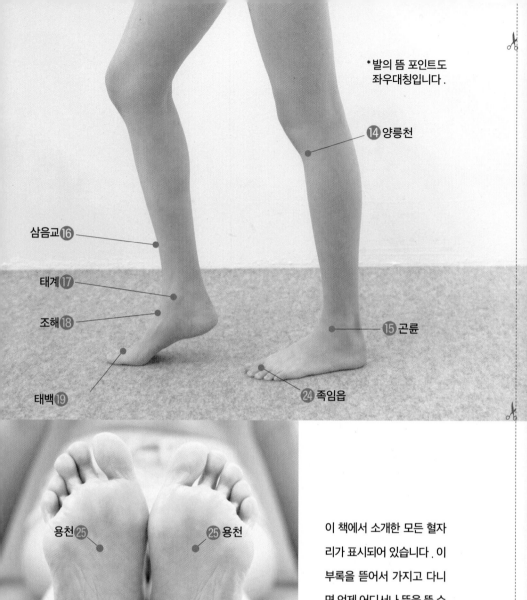

증상별

뜸이 잘 듣는 혈자리 일람

사소한 불편 증상들

냉체질
- ❷중완(中脘)
- ⑭양릉천(陽陵泉)
- ⑯삼음교(三陰交)
- ⑰태계(太溪)
- ㉔족임읍(足臨泣)
- ㉕용천(湧泉)

몸의 부종
- ❷중완(中脘)
- ⑫합곡(合谷)
- ⑬중저(中渚)
- ⑯삼음교(三陰交)
- ⑳족삼리(足三里)
- ㉕용천(湧泉)

감기 초기
- ⑪태연(太淵)
- ⑫합곡(合谷)
- ㉗대추(大椎)

식욕부진 • 소화불량
- ❷중완(中脘)
- ⑲태백(太白)
- ⑳족삼리(足三里)

눈의 피로
- ❻곡지(曲池)
- ⑫합곡(合谷)
- ㉓태충(太衝)

화분증 • 알레르기
- ⑪태연(太淵)
- ⑫합곡(合谷)
- ⑳족삼리(足三里)

어깨결림
- ❼소해(少海)
- ㉓태충(太衝)
- ㉘견정(肩井)

요통
- ⑭양릉천(陽陵泉)
- ⑮곤륜(崑崙)
- ㉒승산(承山)

위통
- ㉙위수(胃兪)

두통
- ㉘견정(肩井)

변비 • 복부팽만
- ❷중완(中脘)
- ❸천추(天樞)
- ❾신문(神門)

복통 • 설사
- ❷중완(中脘)
- ❸천추(天樞)
- ⑫합곡(合谷)

치질
- ⑳족삼리(足三里)
- ㉒승산(承山)
- ㉛차료(次髎)

어지럼증
- ❽내관(內關)
- ⑬중저(中渚)
- ㉓태충(太衝)

불면증
- ❷중완(中脘)
- ⑰태계(太溪)
- ㉖실면(失眠)

아침에 못 일어날 때

⑰태계(太溪)
⑳족삼리(足三里)
㉚신수(腎兪)

정신

스트레스 · 초조함

❻곡지(曲池)
❿노궁(勞宮)
㉓태충(太衝)

가벼운 우울증

❶단중(膻中)
❽내관(內關)
⑯삼음교(三陰交)

불안

❶단중(膻中)

과식 · 거식

⑲태백(太白)
⑳족삼리(足三里)
㉓태충(太衝)

여성의 질환

생리불순

❹관원(關元)
⑯삼음교(三陰交)
⑰태계(太溪)

생리통

⓬합곡(合谷)
⑯삼음교(三陰交)
㉓태충(太衝)

방광염

❹관원(關元)
❺중극(中極)
⑯삼음교(三陰交)

갱년기장애

㉓태충(太衝)

PMS

❶단중(膻中)
⑯삼음교(三陰交)
㉓태충(太衝)

불임증

⑯삼음교(三陰交)

미용 · 기초체력향상

피부미용

❷중완(中脘)
❻곡지(曲池)
⓬합곡(合谷)

틀어진 몸 · 휜 다리

⓮양릉천(陽陵泉)
⑱조해(照海)
㉑위중(委中)

얼굴축소 · 리프팅 · 주름개선 · 팔자주름

⓬합곡(合谷)
⓭중저(中渚)
⑯삼음교(三陰交)

모발 건강

❷중완(中脘)
⑰태계(太溪)
㉓태충(太衝)

대사 증진 · 지방 연소

❷중완(中脘)
❻곡지(曲池)
⑯삼음교(三陰交)

뜸 메모

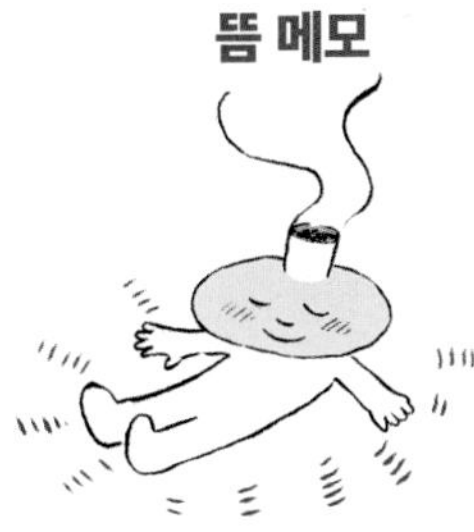

뜸을 뜬 날의 컨디션과 뜸을 뜬 혈자리를 기록합니다. 뜸을 계속 뜨고 나서 1 개월, 3 개월 후에 메모를 보면 분명히 몸의 변화를 확인할 수 있을 것입니다.

<제작-스태프>

아트 디렉션 & 디자인 야마시타 도모코
사진 기데라 노리오, 마츠키 고스케(P.34~37)
일러스트레이션 Junichi Kato
스타일링 도도로키 세츠코
헤어&메이크업 구사바 다에코
모델 후미
라이터 미야케 치카
편집 사이토 하루나(DECO)

협력
STUDIO MAU, VACANT

Recommendation of moxibustion
뜸의 권유
1회의 뜸으로 몸이 좋아진다

2021년 5월 17일 1판1쇄 발행

지은이 뜸을 보급하는 모임
옮긴이 이주관 오승민

발행인 최봉규
발행처 청홍(지상사)
출판등록 1999년 1월 27일 제2017-000074호

주소 서울 용산구 효창원로64길 6(효창동) 일진빌딩 2층
우편번호 04317
전화번호 02)3453-6111 팩시밀리 02)3452-1440
홈페이지 www.cheonghong.com
이메일 jhj-9020@hanmail.net

ISBN 979-11-91136-04-3 03510

*잘못 만들어진 책은 구입처에서 교환해 드리며, 책값은 뒤표지에 있습니다.

경락경혈 103, 치료혈을 말하다

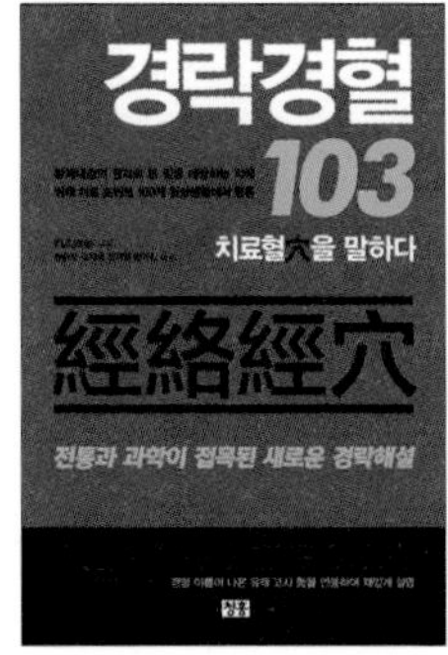

리즈 / 권승원 김지혜 정재영 한가진

경혈을 제대로 컨트롤하면 일반인들의 건강한 생활을 도모할 수 있음을 정리하였다. 이 책은 2010년에 중국에서 베스트셀러 1위에 올랐을 정도로 호평을 받았다. 저자는 반드시 의사의 힘을 빌릴 것이 아니라 본인 스스로 매일 일상생활에서 응용하여 건강하게 살 수 있다.

값 27,000원 신국판(153*225) 400쪽
ISBN978-89-90116-79-6 2018/1 발행

경락경혈 피로 처방전

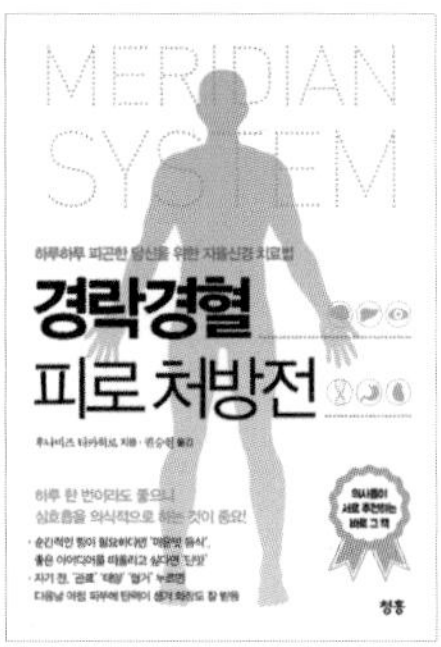

후나미즈 타카히로 / 권승원

경락에는 몸을 종으로 흐르는 큰 경맥과 경맥에서 갈려져 횡으로 주행하는 낙맥이 있다. 또한 경맥에는 정경이라는 장부와 깊은 관련성을 가지는 중요한 12개의 경락이 있다. 장부란 한의학에서 생각하는 몸의 기능을 각 신체 장기에 적용시킨 것이다.

값 15,400원 국판(148*210) 224쪽
ISBN978-89-90116-94-9 2019/9 발행

침구진수鍼灸眞髓

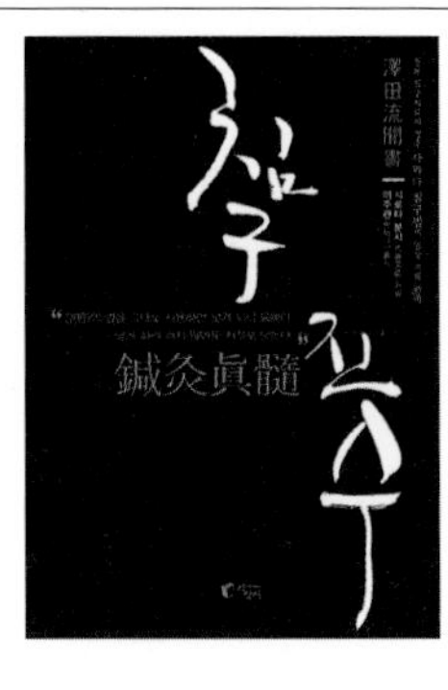

시로타 분시 / 이주관

이 책은 선생이 환자 혹은 제자들과 나눈 대화와 그들에게 한 설명까지 모두 실어 침구치료술은 물론 말 한 마디 한 마디에 담겨 있는 사와다 침구법의 치병원리까지 상세히 알 수 있다. 마치 사와다 선생 곁에서 그 침구치료법을 직접 보고 듣는 듯한 생생한 느낌을 받을 수 있을 것이다.

값 23,000원 크라운판(170*240) 240쪽
ISBN978-89-6502-151-3 2012/9 발행

무릎 통증은 뜸을 뜨면 사라진다!

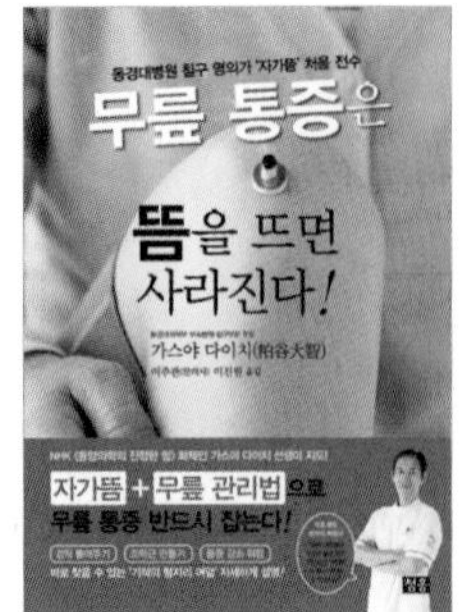

가스야 다이치 / 이주관 이진원

뜸을 뜨면 그 열기가 아픈 무릎을 따뜻하게 하고, 점점 통증을 가라앉게 해 준다. 무릎 주변의 혈자리에 뜸을 뜬 사람들은 대부분 이와 비슷한 느낌을 털어놓는다. 밤에 뜸을 뜨면 잠들 때까지 온기가 지속되어 숙면할 수 있을 뿐 아니라, 다음날 아침에도 몸이 가볍게 느껴진다.

값 13,300원 신국변형판(153*210) 128쪽
ISBN978-89-90116-04-8 2020/4 발행

60대와 70대 마음과 몸을 가다듬는 법

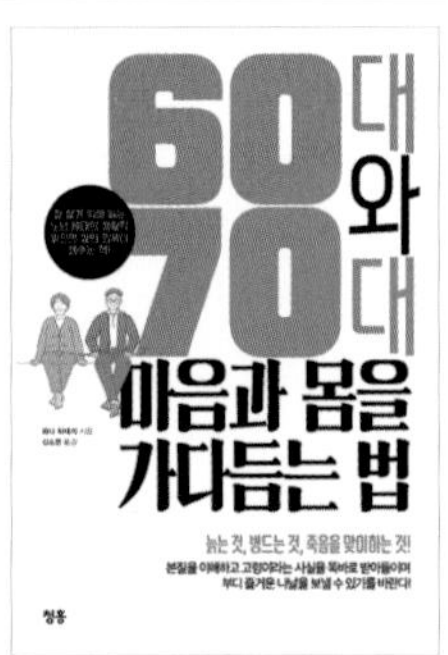

와다 히데키(和田秀樹) / 김소영

옛날과 달리 70대의 대부분은 아직 인지 기능이 정상이며 걷는 데 문제도 없다. 바꿔 말하면 자립한 생활을 보낼 수 있는 마지막 무대라고도 할 수 있다. 따라서 자신을 똑바로 마주보고 가족과의 관계를 포함하여 80세 이후의 무대를 어떤 식으로 설계할 것인지 생각해야 하는 때다.

값 15,000원 국판(148*210) 251쪽
ISBN979-11-91136-03-6 2021/4 발행

한의학 교실

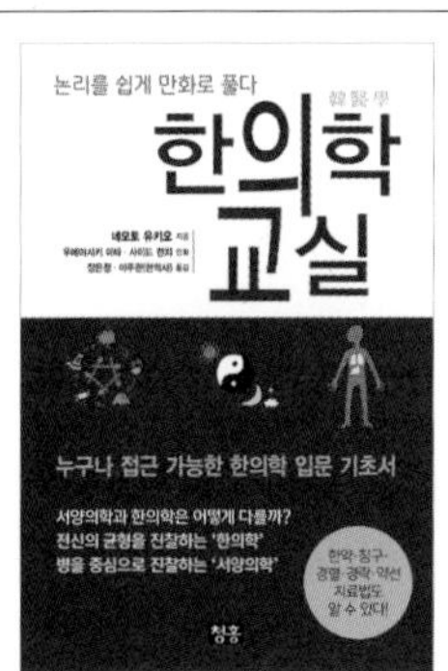

네모토 유키오 / 장은정 이주관

한의학의 기본 개념에는 기와 음양론 오행설이 있다. 기라는 말은 기운 기력 끈기 등과 같이 인간의 마음 상태나 건강 상태를 나타내는 여러 가지 말에 사용되고 있다. 행동에도 기가 관련되어 있다. 무언가를 하려면 일단 하고 싶은 기분이 들어야한다.

값 16,500원 신국판(153*224) 256쪽
ISBN978-89-90116-95-6 2019/9 발행

우울증 먹으면서 탈출

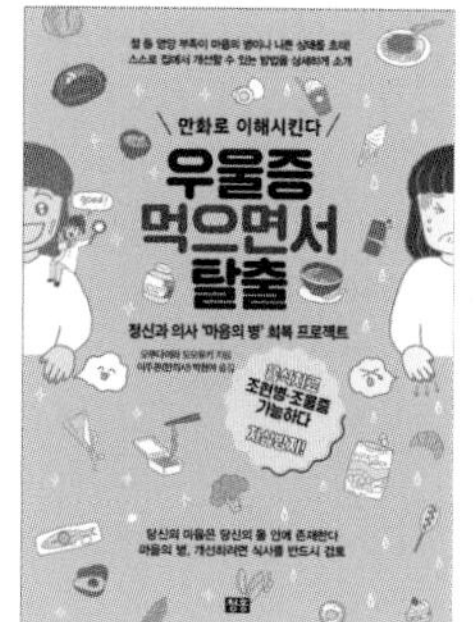

오쿠다이라 도모유키 / 이주관 박현아

매년 약 1만 명 정도가 심신의 문제가 원인이 되어 자살하고 있다. 정신의학에 영양학적 시점을 도입하는 것이 저자의 라이프워크이다. 음식이나 영양에 관한 국가의 정책이나 지침을 이상적인 방향으로 바꾸고 싶다. 저자 혼자만의 힘으로 이룰 수 없다.

값 14,800원 국판(148*210) 216쪽
ISBN978-89-90116-09-3 2019/7 발행

치매 걸린 뇌도 좋아지는 두뇌 체조

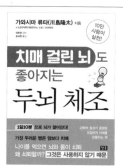

가와시마 류타 / 오시연

이 책을 집어 든 여러분도 '어쩔 수 없는 일'이라고 받아들이는 한편으로 해가 갈수록 심해지는 이 현상을 그냥 둬도 될지 불안해 할 것이다. 요즘 가장 두려운 병은 암보다 치매라고 한다. 치매, 또는 인지증(認知症)이라고 불리는 이 병은 뇌세포가 죽거나 활동이 둔화하여 발생한다.

값 12,800원 신국판변형(153*210) 120쪽
ISBN978-89-90116-84-0 2018/11 발행

치매 걸린 뇌도 좋아지는 두뇌 체조 드릴drill

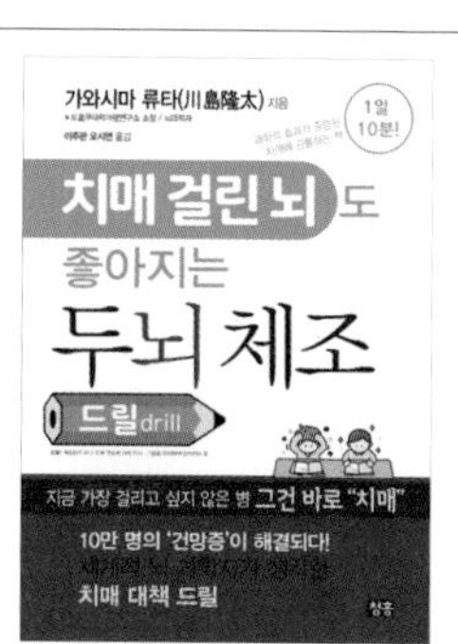

가와시마 류타 / 이주관 오시연

너무 어려운 문제에도 활발하게 반응하지 않는다. 단순한 숫자나 기호를 이용하여 적당히 어려운 계산과 암기 문제를 최대한 빨리 푸는 것이 뇌를 가장 활성화한다. 나이를 먹는다는 것은 '나'라는 역사를 쌓아가는 행위이며 본래 인간으로서의 발달과 성장을 촉진하는 것이다.

값 12,800원 신국판변형(153*210) 128쪽
ISBN978-89-90116-97-0 2019/10 발행

혈관을 단련시키면 건강해진다

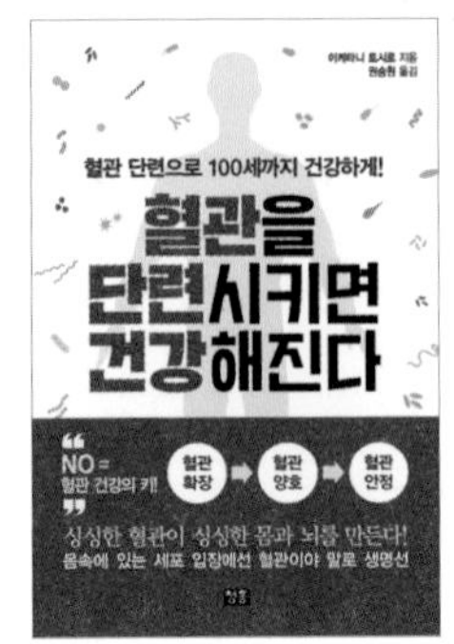

이케타니 토시로 / 권승원

이 책은 단순히 '어떤 운동, 어떤 음식이 혈관 건강에 좋다'를 이야기하지 않는다. 동양의학의 고유 개념인 '미병'에서 출발하여 다른 뭔가 이상한 신체의 불편감이 있다면 혈관이 쇠약해지고 있는 사인임을 인지하길 바란다고 적고 있다. 또한 관리법이 총망라되어 있다.

값 13,700원 사륙판(128*188) 228쪽
ISBN978-89-90116-82-6 2018/6 발행

의사에게 의지하지 않아도 암은 사라진다

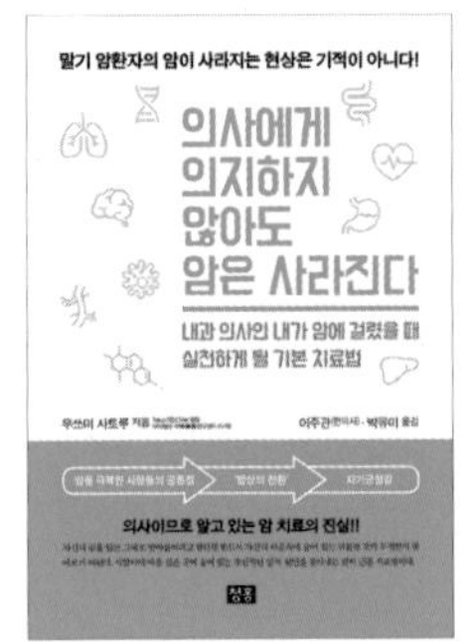

우쓰미 사토루 / 이주관 박유미

암을 극복한 수많은 환자를 진찰해 본 결과 내가 음식보다 중요시하게 된 것은 자신의 정신이며, 자립성 혹은 자신의 중심축이다. 그리고 왜 암에 걸렸는가 하는 관계성을 이해하는 것이다. 자신의 마음속에 숨어 있는 것이 무엇인지, 그것을 먼저 이해할 필요가 있다.

값 15,300원 국판(148*210) 256쪽
ISBN978-89-90116-88-8 2019/2 발행

脈診術맥진술

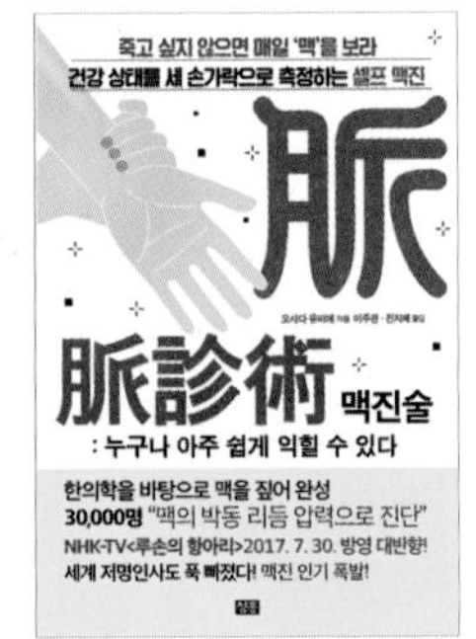

오사다 유미에 / 이주관 전지혜

사람들이 일상생활 속에서 스스로 혈류 상태를 확인할 수 있는 단 한 가지 방법이 있다. 그것은 바로 '맥진'이다. 맥진으로 맥이 빠른지 느린지, 강한지 약한지 또는 깊은지 얕은지를 알 수 있다. 이 책의 목적은 맥진으로 정보를 읽어 들이는 방법을 소개한 책이다.

값 14,700원 국판(148*210) 192쪽
ISBN978-89-90116-07-9 2019/9 발행

알기 쉽게 풀어 쓴 황제내경黃帝內經

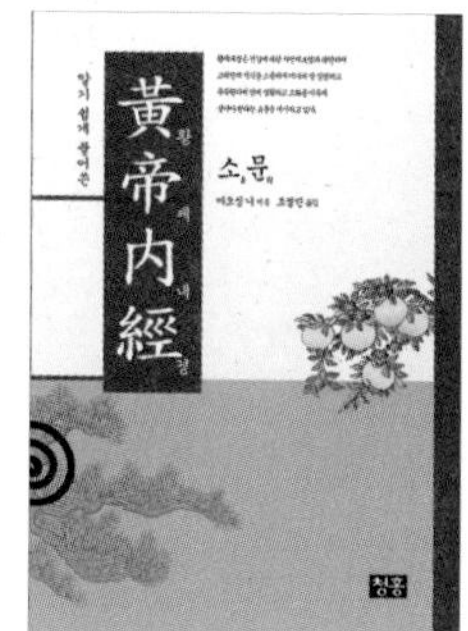

마오싱 니 / 조성만

동양 최고의 의학서이자 철학서로 오늘날에도 한의학을 공부하는 사람들의 바이블이며, 그 명성에 걸맞게 내용도 훌륭하다. 다만 매우 난해하여 한의학을 전공하는 이들에게도 쉽지 않다는 점이 아쉽다. 황제내경은 동양의학의 관점을 이해하기 위해서는 반드시 읽어야 하는 책이다.

값 48,000원 사륙배판변형(240*170) 672쪽
ISBN978-89-90116-52-9 2012/7 발행

황제내경黃帝內經 소문편素問篇

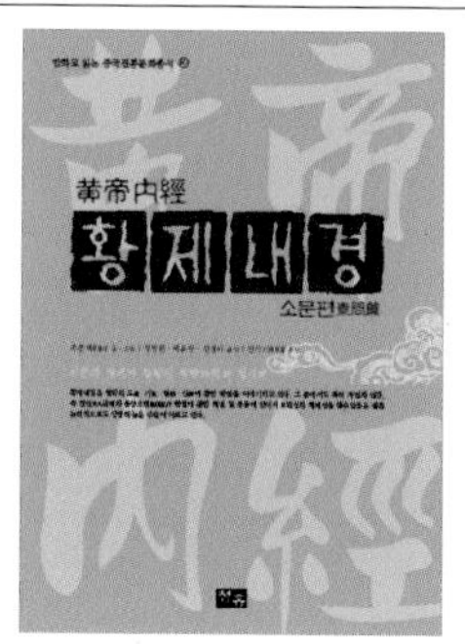

주춘차이 / 정창현 백유상 김경아

황제내경은 동양의학의 이론서 중 가장 오래된 책이며, 가히 동양의학의 원류라고 불러도 부족함이 없는 고전이다. 〈소문〉은 천인합일설, 음양오행설을 바탕으로 하여 오장육부와 경락을 통한 기혈의 순행으로 생명 활동을 유지해 나간다. 《내경》이라고도 하며, 의학오경의 하나이다.

값 22,000원 사륙배판변형(240*170) 312쪽
ISBN978-89-90116-18-5 2004/1 발행

황제내경黃帝內經 영추편靈樞篇

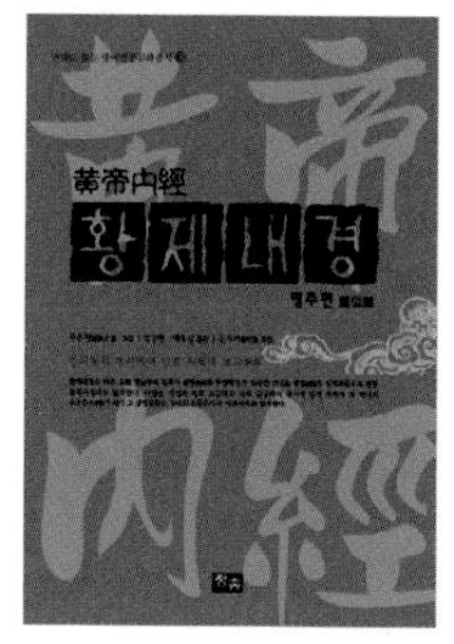

주춘차이 / 정창현 백유상

황제내경은 중국의 전설상의 제왕인 황제와 황제의 신하였던 기백, 뇌공 등 6명의 명의와 대화를 빌어 인간의 생명과 건강의 비밀을 논하고 있다. 〈영추〉는 81편으로 구성되어 있으며, 자법(刺法: 침놓는 법) 및 기(氣), 혈(血), 영(榮), 위(衛) 등을 계통적으로 자세히 설명하고 있다.

값 22,000원 사륙배판변형(240*170) 320쪽
ISBN978-89-90116-19-8 2004/11 발행

한의학 입문

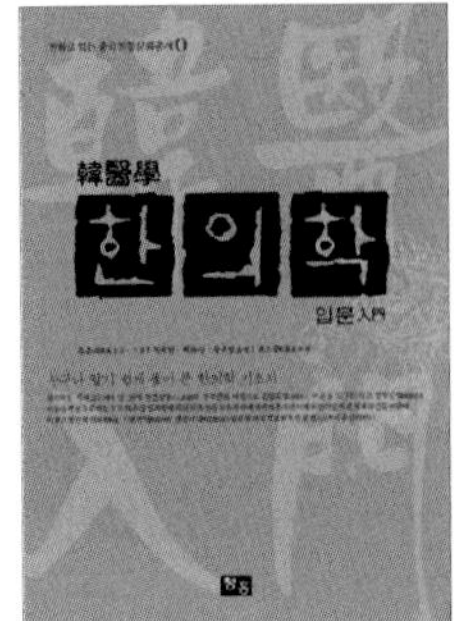

주춘차이 / 정창현 백유상 장우창

한의학만큼 오랜 역사 속에서 자신의 전통을 유지하면서 지금까지 현실에 실용적으로 쓰이고 있는 학문 분야는 많지 않다. 지난 수천 년의 시간 속에서도 원형의 모습을 고스란히 간직하면서 동시에 치열한 임상 치료의 과정 중에서 새로운 기술을 창발 또는 외부로부터 받아들였다.

값 22,000원 사륙배판변형(240*170) 352쪽
ISBN978-89-90116-26-0 2007/2 발행

경락경혈經絡經穴 14경十四經

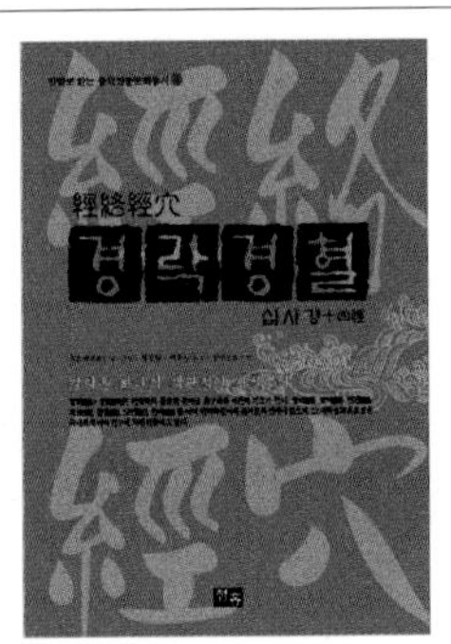

주춘차이 / 정창현 백유상

경락은 우리 몸을 거미줄처럼 엮어 기혈의 흐름을 조절해 주고 있는데, 우주 변화의 신비가 그 속에 축약되어 있고 실제적이면서 철학적인 체계를 갖고 있음은 최근 여러 보도를 통해 확인된 바 있으며 실제로 일반인이 일상생활 속에서 쉽게 행할 수 있는 질병치료의 수단이 되어 왔다.

값 22,000원 사륙배판변형(240*170) 332쪽
ISBN978-89-90116-26-0 2005/10 발행

의역동원醫易同源 역경易經

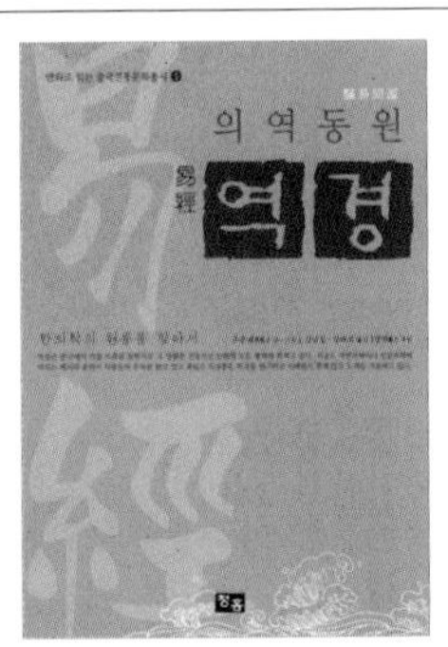

주춘차이 / 김남일 강태의

공자가 죽책(竹冊)의 끈이 수십 번 닳아서 끊어지도록 읽었다는 이 책은 풍부한 지식이 뒷받침되어 있는 역작으로 독자들의 욕구를 충족시켜 주고 있으며, 주역하면 어려운 책이라고 선입견을 가진 독자들이라도 흥미롭게 접근할 수 있도록 기초부터 쉽고 명료하게 서술되어 있다.

값 22,000원 사륙배판변형(240*170) 304쪽
ISBN978-89-90116-17-1 2003/10 발행

공복 최고의 약

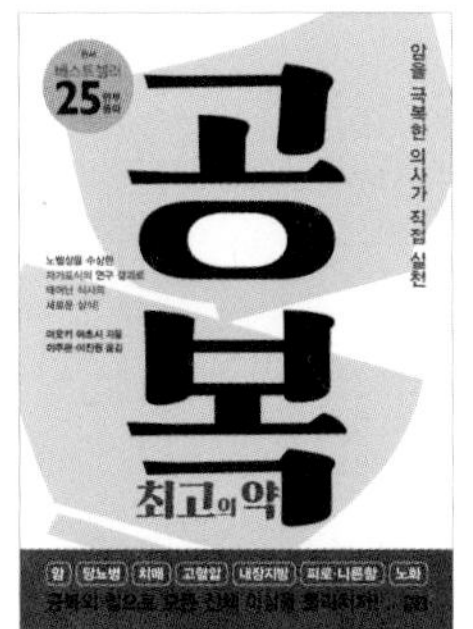

아오키 아츠시 / 이주관 이진원

저자는 생활습관병 환자의 치료를 통해 얻은 경험과 지식을 바탕으로 다음과 같은 고민을 하게 되었다. "어떤 식사를 해야 가장 무리 없이, 스트레스를 받지 않으며 질병을 멀리할 수 있을까?" 그 결과, 도달한 답이 '공복'의 힘을 활용하는 방법이었다.

값 14,800원 국판(148*210) 208쪽
ISBN978-89-90116-00-0 2019/11 발행

영양제 처방을 말하다

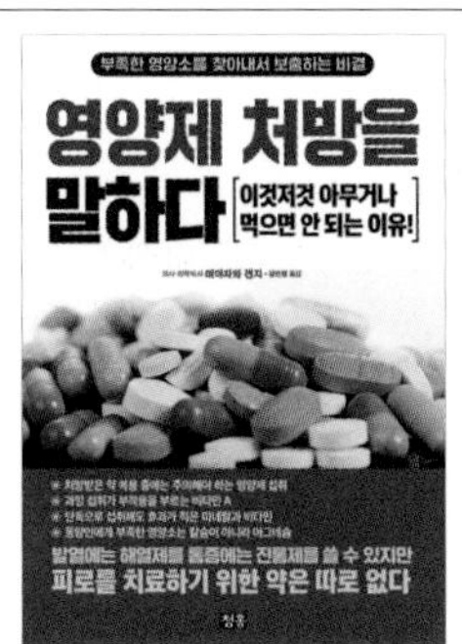

미야자와 겐지 / 김민정

인간은 종속영양생물이며, 영양이 없이는 살아갈 수 없다. 그렇기 때문에 영양소가 과부족인 원인을 밝혀내다 보면 어느 곳의 대사회로가 멈춰 있는지 찾아낼 수 있다. 영양소에 대한 정보를 충분히 활용하여 멈춰있는 회로를 다각도에서 접근하여 개선하는 것에 있다.

값 14,000원 국판(148*210) 208쪽
ISBN978-89-90116-05-5 2020/2 발행

하이브리드의학

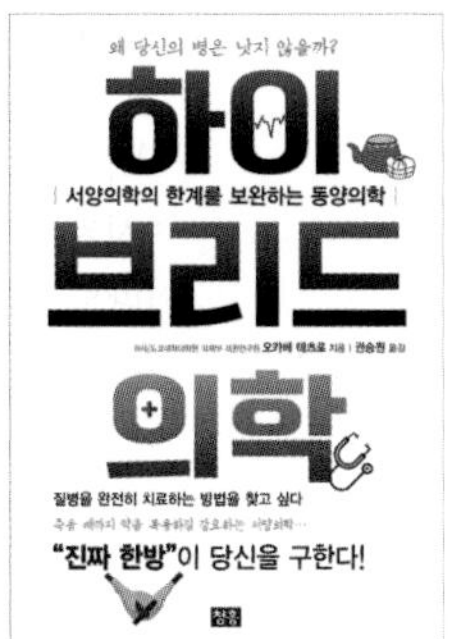

오카베 테츠로(岡部哲郎) / 권승원

이 책은 "서양의학의 한계"를 테마로 서양의학이 가지고 있는 약점과 문제점, 동양의학이 아니면 할 수 없는 점을 중심으로 질병을 완치할 수 있는 방법이라면, 무엇이든 찾아 받아 들여야만 한다고 생각한다. 의학을 동서로 나누어 보는 시대는 끝났다. 말 그대로. 콤비네이션. 하이브리드.

값 14,000원 사륙판(128*118) 194쪽
ISBN979-11-91136-02-9 2021/1 발행

영업은 대본이 9할

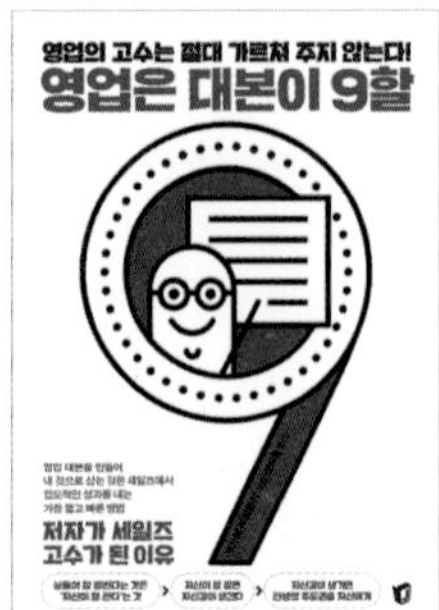

가가타 히로유키 / 정지영

이 책에서 전달하는 것은 영업 교육의 전문가인 저자가 대본 영업 세미나에서 가르치고 있는 영업의 핵심, 즉 영업 대본을 작성하고 다듬는 지식이다. 대본이란 '구매 심리를 토대로 고객이 갖고 싶다고 "느끼는 마음"을 자연히 끌어내는 상담의 각본'을 말한다.

값 15,800원 국판(148*210) 237쪽
ISBN978-89-6502-295-4 2020/12 발행

영업의 神신 100법칙

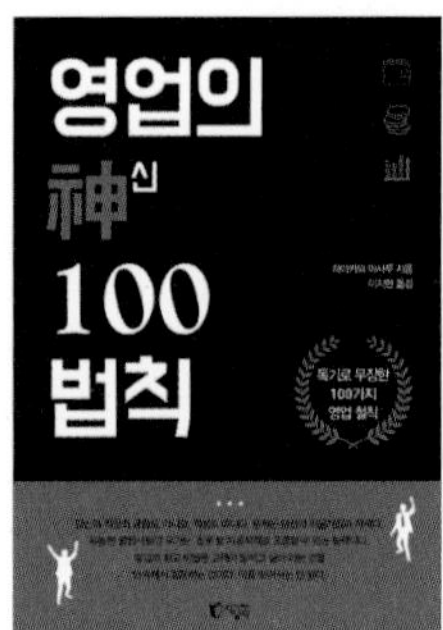

하야카와 마사루 / 이지현

인생의 고난과 역경을 극복하기 위해서는 '강인함'이 반드시 필요하다. 내면에 숨겨진 '독기'와도 같은 '절대 흔들리지 않는 용맹스러운 강인함'이 있어야 비로소 질척거리지 않는 온화한 자태를 뽐낼 수 있고, '부처'와 같은 평온한 미소로 침착하게 행동하는 100법칙이다.

값 14,700원 국판(148*210) 232쪽
ISBN978-89-6502-287-9 2019/5 발행

리더의 神신 100법칙

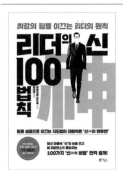

하야카와 마사루 / 김진연

리더가 다른 우수한 팀을 맡게 되었다. 하지만 그 팀의 생산성은 틀림없이 떨어진다. 새로운 다른 문제로 고민에 휩싸일 것이 뻔하기 때문이다. 그런데 이번에는 팀 멤버를 탓하지 않고 자기 '능력이 부족해서'라며 언뜻 보기에 깨끗하게 인정하는 듯한 발언을 하는 리더도 있다.

값 15,000원 국판(148*210) 228쪽
ISBN978-89-6502-292-3 2020/8 발행

경매 교과서

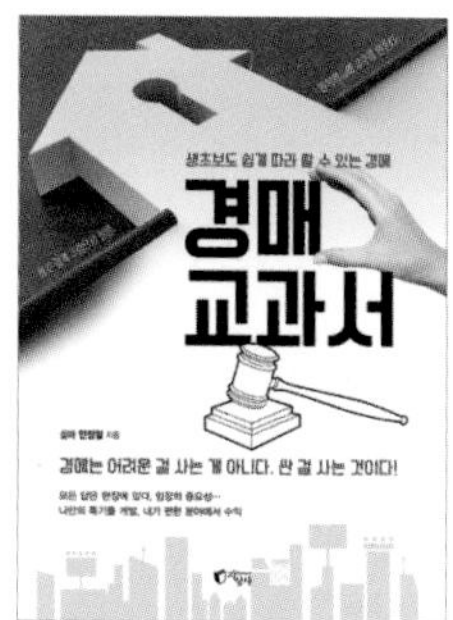

설마 안정일

저자가 기초반 강의할 때 사용하는 피피티 자료랑 제본해서 나눠준 교재를 정리해서 정식 책으로 출간하게 됐다. A4 용지에 제본해서 나눠준 교재를 정식 책으로 출간해 보니 감회가 새롭다. 지난 16년간 경매를 하면서 또는 교육을 하면서 여러분에게 꼭 하고 싶었던…

값 17,000원 사륙배판(188*257) 203쪽
ISBN978-89-6502-300-5 2021/3 발행

부동산 투자術술

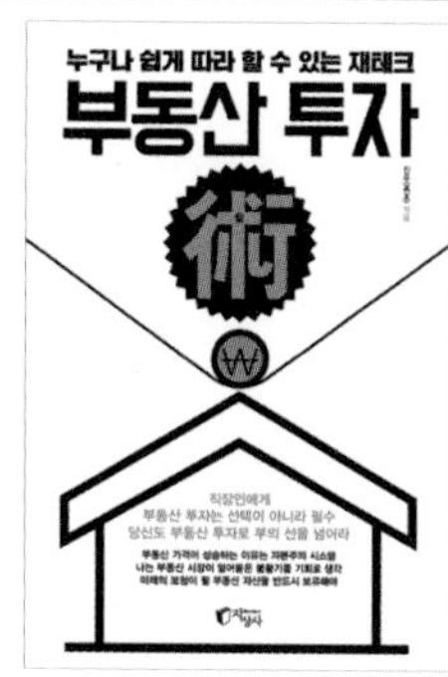

진우

자본주의 시스템이 의해 자산과 물가는 계속 오르고 있지만 상대적으로 소득은 매년 줄어들어 부익부 빈익빈 상태가 전 세계적으로 더욱 심화되고 있기 때문이다. 물론 돈과 물질적 풍요가 우리 삶의 전부가 아니며, 그것만으로 인간의 진정한 행복과 만족감…

값 16,500원 신국판(153*225) 273쪽
ISBN978-89-6502-298-5 2021/2 발행

아직도 땅이다 :역세권 땅 투자

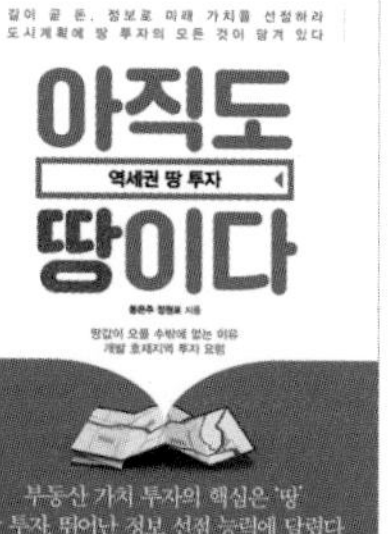

동은주 정원표

부동산에 투자하기 전에 먼저 생각하고 또 짚어야 할 것들을 살피고, 이어서 개발계획을 보는 눈과 읽는 안목을 기르는 방법이다. 이어서 국토와 도시계획 등 관련 개발계획의 흐름에 대한 이해와 함께, 부동산 가치투자의 핵심이라 할 수 있는 역세권 개발 사업에 대한 설명이다.

값 17,500원 신국판(153*224) 320쪽
ISBN978-89-6502-283-1 2018/6 발행

주식의 神신 100법칙

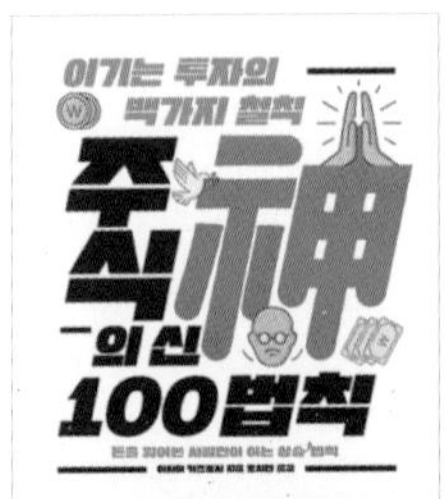

이시이 카츠토시 / 오시연

당신은 주식 투자를 해서 좋은 성과가 나고 있는가? 서점에 가보면 '주식 투자로 1억을 벌었느니 2억을 벌었느니' 하는 책이 넘쳐나는데, 실상은 어떨까? 실력보다는 운이 좋아서 성공했으리라고 생각되는 책도 꽤 많다. 골프 경기에서 홀인원을 하고 주식 투자로 대박을 낸다.

값 15,500원 국판(148*210) 232쪽
ISBN978-89-6502-293-0 2020/9 발행

주식의 차트 神신 100법칙

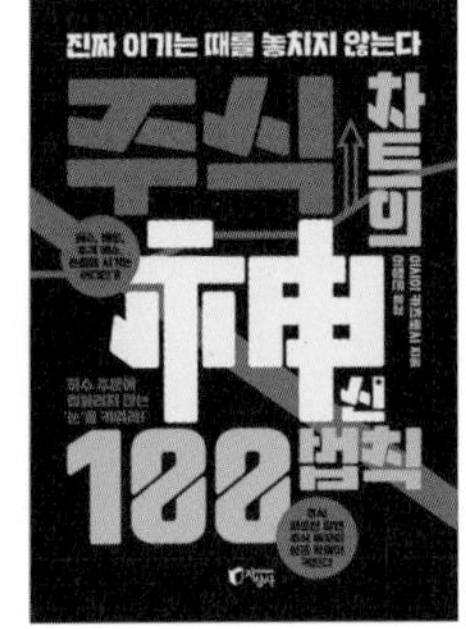

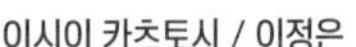

이시이 카츠토시 / 이정은

저자는 말한다. 이 책은 여러 책에 숟가락이나 얹으려고 쓴 책이 아니다. 사케다 신고가를 기본으로 실제 눈앞에 보이는 각 종목의 움직임과 조합을 바탕으로 언제 매매하여 이익을 얻을 것인지를 실시간 동향을 설명하며 매매전법을 통해 생각해 보고자 한다.

값 16,000원 국판(148*210) 236쪽
ISBN978-89-6502-299-2 2021/2 발행

월급쟁이 초보 주식투자 1일 3분

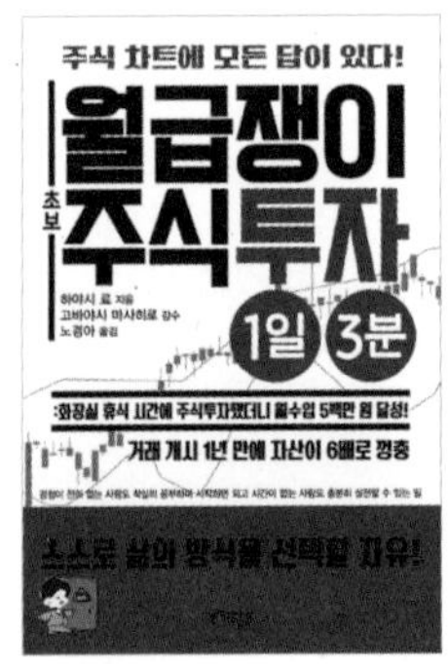

하야시 료 / 고바야시 마사히로 / 노경아

무엇이든 시작하지 않으면 현실을 바꿀 수 없다는 것을 깨닫고 회사 업무를 충실히 수행하면서 주식을 공부해야겠다고 결심했다. 물론 주식에 대한 지식도 경험도 전혀 없어 밑바닥에서부터 시작해야 했지만, 주식 강의를 듣고 성과를 내는 학생들도 많았으므로 좋은 자극을 받았다.

값 12,700원 사륙판(128*188) 176쪽
ISBN978-89-6502-302-9 2021/4 발행